Henri Petit,

dentiste nancéien pendant la Grande Guerre

Médecine à travers les siècles
Collection dirigée par le Docteur Xavier Riaud

L'objectif de cette collection est de constituer « une histoire grand public » de la médecine ainsi que de ses acteurs plus ou moins connus, de l'Antiquité à nos jours.
Si elle se veut un hommage à ceux qui ont contribué au progrès de l'humanité, elle ne néglige pas pour autant les zones d'ombre ou les dérives de la science médicale.
C'est en ce sens que – conformément à ce que devrait être l'enseignement de l'histoire –, elle ambitionne une « vision globale » et non partielle ou partiale comme cela est trop souvent le cas.

Dernières parutions

Michel A. GERMAIN, *Cancers et reconstructions médico-chirurgicales à travers les siècles*, 2024.
Xavier RIAUD, *Cowboys, Indiens et... dentistes. Une autre façon de voir le Far West*, 2024.
Patrick Albert POGNANT, *Joë Bousquet. Histoire d'un calvaire médical*, 2024.
Patrick Albert POGNANT, *Antonin Artaud. La mise en échec de la médecine*, 2024.
Pierre AUBRY et Bernard-Alex GAÜZÈRE, *Alexandre-Olivier Exquemelin. Chirurgien, flibustier et naturaliste. 1640-1717*, 2023.
Michel A. GERMAIN, *La lymphe. De l'Antiquité au XXIe siècle*, 2023.
Philippe MARRE, *Pr Jean-Michel Dubernard (1941-2021). Un chirurgien au service de l'Homme*, 2023.
Patrice PINET, *Louis Pasteur face aux médecins et aux chirurgiens*, 2023.
Sous la direction de Xavier RIAUD, *Au service de l'histoire de la médecine. 2006-2023. Anniversaire d'une collection éditoriale*, 2023.
Élisabeth CLEMENTZ-METZ, *Les lépreux en Alsace. Volume I : Marginaux, exclus, intercesseurs ?*, 2023.
Élisabeth CLEMENTZ-METZ, *Les lépreux en Alsace. Volume II : Documents*, 2023.

Mathilde Hagelstein

Henri Petit,
dentiste nancéien pendant la Grande Guerre

Préface du Dr Kazutoyo Yasukawa

L'Harmattan

5-7, rue de l'Ecole-Polytechnique, 75005 Paris
http://www.editions-harmattan.fr
ISBN : 978-2-336-45998-1
EAN : 9782336459981

Note à l'attention du lecteur

L'autorisation d'exploitation des photographies de la collection personnelle d'Henri Petit nous avait été aimablement confiée par son fils Daniel Petit en 2016 dans le but de réaliser une publication pour la Société Française d'Histoire de l'Art Dentaire (SFHAD). Intitulée *Un dentiste nancéien lors de la Première Guerre mondiale : Henri Petit (1885-1966)*, elle a été publiée dans les actes de la SFHAD (Hagelstein et coll., 2017).

Ce sujet a ensuite été approfondi dans le cadre de notre thèse de doctorat à visée strictement universitaire (*Être chirurgien-dentiste durant la Première Guerre mondiale : L'histoire d'Henri Petit (1885-1966), dentiste nancéien*, Hagelstein, 2022). Celle-ci a été récompensée par l'Académie Nationale de Chirurgie Dentaire en 2023.

Daniel Petit avait auparavant donné son autorisation à d'autres confrères pour l'exploitation des photographies. D'abord au docteur Claude Rousseau, ancien président de la SFHAD pour sa publication intitulée *Les années 1910 : Les cabinets d'Henri Petit de Nancy et Kenneth Logan de Versailles* (Actes SFHAD, 2002). Puis au docteur Xavier Riaud qui dirige la collection « Médecine à travers les siècles » aux éditions L'Harmattan. Il a obtenu l'autorisation commerciale pour son ouvrage intitulé *Première Guerre mondiale et stomatologie : des praticiens d'exception* (L'Harmattan, 2008).

Nous restons évidemment à disposition des ayants-droits pour toute information complémentaire.

Préface

Lorsque Mathilde m'a demandé d'écrire la préface de ce livre, il était naturel pour moi de répondre favorablement à sa requête. Étant son directeur de thèse, j'ai pu suivre l'avancée de ses recherches sur l'enrôlement des dentistes durant la Première Guerre mondiale. Cet ouvrage est l'occasion de vulgariser l'histoire de notre profession qui reste méconnue.

Bien que les combats soient responsables d'un nombre alarmant de victimes, il ne faut pas négliger le nombre de soldats victimes des conditions sanitaires dans les tranchées. En se basant sur une bibliographie et une iconographie importante, l'auteur retrace le parcours mouvementé de nos confrères qui essaient tant bien que mal d'alerter les instances supérieures de la nécessité des soins bucco-dentaires chez le soldat. En tant que professionnel de santé, difficile de ne pas se sentir concerné en lisant les témoignages de ces dentistes dénonçant le manque de réactivité et d'intérêt envers la prévention bucco-dentaire.

En deuxième partie de l'ouvrage est brossé le portrait d'Henri Petit. Diplômé de la faculté dentaire de Nancy en 1904 et mobilisé en 1914, on suit ses différentes affectations au fur et à mesure que les années de ce conflit s'écoulent.

Que l'on soit novice dans le domaine de la dentisterie ou bien un professionnel, le parcours d'Henri Petit et de ses contemporains ne peut que susciter notre intérêt et notre admiration.

Avec toute mon amitié au Docteur Mathilde Hagelstein

Docteur Kazutoyo Yasukawa
Doyen de la faculté d'Odontologie de Lorraine

Avant-propos

La Première Guerre mondiale a profondément marqué les esprits. D'un tout nouveau genre, elle se démarque des précédentes par sa durée, son ampleur, la puissance des moyens engagés ainsi que par l'utilisation d'armes nouvelles et de plus en plus meurtrières. Qualifiée de guerre totale, elle implique autant les soldats que les civils restés à l'arrière. Tous les acteurs de la société participèrent à l'effort de guerre.

Nous rappellerons ici quelques notions et évènements marquants. Le but n'étant pas d'être exhaustif, mais d'avoir une meilleure compréhension de notre sujet.

Dans un contexte politique mondial sous tension où les puissances coloniales se livrent à une course à l'armement, l'attentat visant l'archiduc François-Ferdinand à Sarajevo le 28 juin 1914 apparaît comme le prétexte idéal pour débuter les hostilités.

Vont alors initialement s'affronter d'un côté la Triple-Entente constituée de la France, du Royaume-Uni et de la Russie ; de l'autre, la Triple Alliance ou Triplice, composée de l'Empire allemand, de l'Empire austro-hongrois et de l'Italie.

Au cours de ce conflit, d'autres pays seront amenés à rejoindre ces alliances : la Belgique, la Serbie, le Japon (1914), l'Italie (1915), la Roumanie, le Portugal (1916), les États-Unis (1917), la Grèce et la Chine seront aux côtés de la Triple-Entente ; la Turquie (1914) et la Bulgarie (1915) quant à elles s'allieront à la Triplice (Larousse).

Ce sont ainsi des pays de tous les continents qui se retrouvent engagés dans cette guerre, conférant à celle-ci son qualificatif de « mondiale ».

Il est possible de décomposer ce conflit en trois grandes phases : d'abord une guerre de mouvement d'août à décembre 1914, puis un enlisement du conflit pendant trois ans, c'est la guerre de position jusqu'en 1917. Enfin une reprise des grandes offensives en 1918.

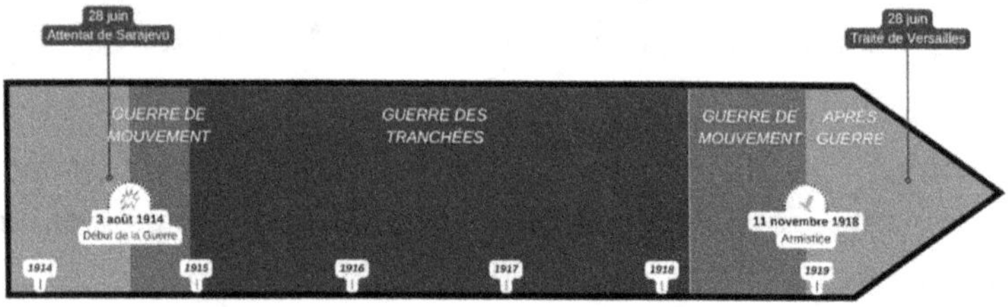

Figure 1 Les grandes phases de la Première Guerre mondiale (©Mathilde Hagelstein)

Lors de la mobilisation en août 1914, les soldats français, revanchards après l'annexion de 1870, partent « la fleur au fusil ». Ils sont convaincus d'une guerre rapide et en leur faveur, comme l'attestent les propos du soldat Gaston Lavy dans ses écrits datés du 5 août 1914 : « Jusqu'à la nuit le train roule au milieu d'ovations continuelles, cet enthousiasme tient du délire, étreints par ce spectacle cela nous fait augurer de ce que sera notre retour dans quelques mois quand nous reviendrons victorieux. »

Finalement la guerre s'éternise, les soldats, terrés dans les tranchées, sont soumis à des conditions de vie des plus difficiles, et les blessés sont toujours plus nombreux. Blessures par balle, mutilation de la face, pathologies des tranchées, algies dentaires sont autant de raisons pour évacuer le soldat vers l'arrière, encombrant toujours plus les structures de soin de l'armée…

Comment le Service de Santé s'est-il adapté face à l'afflux de ces blessés ? Et comment les chirurgiens-dentistes ont-ils réussi à trouver leur place au sein de cette organisation, afin de répondre aux besoins toujours croissants en soins dentaires des soldats ?

Nous chercherons ici à souligner la contribution de ces dentistes mais aussi les difficultés qu'ils rencontrèrent lors de cette triste période de l'Histoire. Pour ce faire, nous nous intéresserons à l'évolution de leur statut au sein de l'Armée et à leurs différentes attributions ; avant de nous tourner vers l'histoire d'Henri Petit, dentiste nancéien mobilisé en 1914. Le témoignage que nous avons recueilli en 2016 auprès de son fils Daniel nous a permis de reconstituer la chronologie de ses affectations durant ce conflit.

1.
ÊTRE CHIRURGIEN-DENTISTE DURANT LA PREMIÈRE GUERRE MONDIALE

1.1. Situation avant la guerre

1.1.1. Création du Service de Santé des Armées

Nous allons d'abord faire un bond dans le passé pour remonter à l'ère prérévolutionnaire. C'est par l'édit royal de Louis XIV, en date du 17 janvier 1708, qu'est créé le Service de Santé des Armées (Gendre, 2007). Malgré un objectif financier indéniable (271 charges nouvelles mises sur le marché après sa création), l'examen du texte montre une prise de conscience de la part des rédacteurs quant à la nécessité de soigner les soldats blessés au front (Pénicaut, 2008).

Il faudra ensuite attendre la deuxième moitié du XIXe siècle, avec la succession des guerres du Second Empire, pour que le Service de Santé des Armées dévoile son potentiel.

1.1.2. Troisième République et évolution du Service de Santé

Ce service va gagner en autonomie sous le Régime parlementaire de la Troisième République (1875-1940), en particulier grâce à la constitution de deux lois : la première promulguée le 16 mars 1882 et la seconde édictée le 1er juillet 1889 (Schneider, 1913). Celles-ci portent respectivement sur l'administration de l'armée et sur l'indépendance du Service de Santé.

Cela se traduit par une nouvelle subordination pour les officiers d'administration des Hôpitaux qui quittent la Direction des personnels administratifs pour passer intégralement au

Service de Santé, dont la direction et l'intendance sont assurées par le corps médical. Outre la lourde responsabilité qui leur est confiée, le personnel soignant doit essayer tant bien que mal de s'imposer dans la chaîne de commandement face aux États-Majors dont ils peinent à gagner la confiance.

Les améliorations du 31 octobre 1892 apportent par la suite, une exposition plus précise du rôle des formations sanitaires sur le champ de bataille, une simplification du mode de réapprovisionnement et une diminution des écritures (Schneider, 1913).

1.1.3. Le Service de Santé à l'aube de la Première Guerre mondiale

Le Nouveau Règlement sur le Service de Santé en campagne du 26 avril 1910 fait souffler un vent nouveau par rapport au précédent de 1892.

Rédigé sous la présidence du général Fay, commandant à l'époque le 11e corps d'armée et ancien sous-chef de l'État-major général de l'armée, le texte vise à alléger le travail des ambulances et des hôpitaux de campagne (Schneider, 1913). D'après ce texte, les postes de secours des régiments et bataillons sont limités dans leurs actes techniques. Les brancardiers assurent la relève des blessés et appliquent les premiers pansements. Les ambulances prennent ensuite le relais et assurent le traitement des blessés. Un médecin est placé comme conseiller technique à côté de tous les échelons du commandement (Mignon, 1927).

D'après ce règlement, on retrouve en théorie par régiment :

- 7 médecins
- 1 pharmacien aide-major
- 1 dentiste auxiliaire

- 1 sous-officier
- 15 infirmiers
- 48 brancardiers (Wey, 2016).

1.1.4. Quelle place pour le chirurgien-dentiste avant la guerre ?

Le diplôme de chirurgien-dentiste tel que nous le connaissons actuellement est officiellement instauré le 30 novembre 1892.

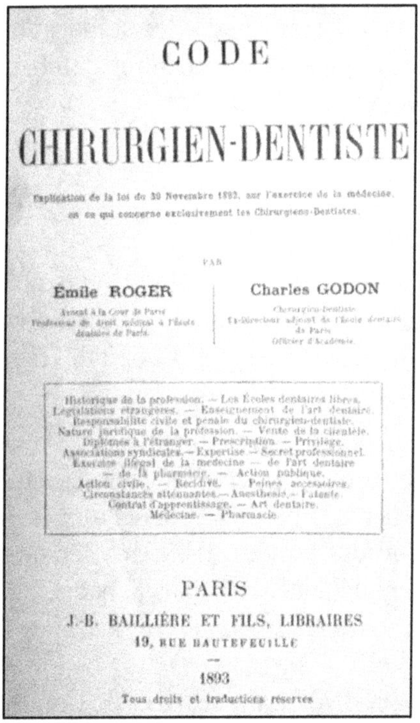

CODE

CHIRURGIEN-DENTISTE

Explication de la loi du 30 Novembre 1892, sur l'exercice de la médecine, en ce qui concerne exclusivement les Chirurgiens-Dentistes.

PAR

Émile ROGER
Avocat à la Cour de Paris
Professeur de droit médical à l'École dentaire de Paris.

Charles GODON
Chirurgien-Dentiste
Ex-Directeur adjoint de l'École dentaire de Paris
Officier d'Académie.

Historique de la profession. — Les Écoles dentaires libres. Législations étrangères. — Enseignement de l'art dentaire. Responsabilité civile et pénale du chirurgien-dentiste. Nature juridique de la profession. — Vente de la clientèle. Diplômés à l'étranger. — Prescription. — Privilège. Associations syndicales. — Expertise. — Secret professionnel. Exercice illégal de la médecine — de l'art dentaire — de la pharmacie. — Action publique. Action civile. — Récidive. — Peines accessoires. Circonstances atténuantes. — Anesthésie. — Patente. Contrat d'apprentissage. — Art dentaire. Médecine. — Pharmacie.

PARIS
J.-B. BAILLIÈRE ET FILS, LIBRAIRES
19, RUE HAUTEFEUILLE
—
1893
Tous droits et traductions réservés

Figure 2 : Code chirurgien-dentiste : explication de la loi du 30 Novembre 1892, sur l'exercice de la médecine, en ce qui concerne exclusivement les Chirurgiens-Dentistes / par Émile Roger, Charles Godon. (Marque du domaine public, Wellcome Collection, fourni par la bibliothèque Harry A Abbott de l'Université de Toronto).

Au début du XXe siècle, le statut du chirurgien-dentiste n'est pas clairement défini au sein de l'armée française. À cette époque, l'attention qui était autrefois portée à l'état bucco-dentaire des soldats a depuis longtemps été oubliée par la chaîne de commandement.

Adrien Proust, professeur d'hygiène à la Faculté de médecine de l'Université de Paris et Inspecteur général des Services sanitaires, écrit dans son *Traité d'hygiène* (1902) : « La mauvaise denture exempte chaque année plus de deux mille individus qui pourraient faire d'excellents soldats, il n'est pas nécessaire d'avoir de bonnes dents pour charger les nouveaux fusils. » (Auparavant, les soldats étaient réformés s'ils n'étaient pas capables de déchirer l'emballage en papier des cartouches avec les dents.)

Quelques actions sont néanmoins mises en place avant le début du conflit :

- En 1900, les pathologies et l'hygiène dentaire sont enseignées pour la première fois aux élèves médecins militaires du Val-de-Grâce et à ceux de l'hôpital Desgenettes à Lyon (Riaud, 2008).
- En 1906, Henry Chéron, alors Sous-secrétaire d'État à la Guerre du gouvernement de Clémenceau (1906-1909), fait distribuer des brosses à dents aux jeunes recrues de toutes les forces armées. Il est à noter que les brosses à dents étaient déjà incluses dans le paquetage des matelots de la Marine française depuis 1872 afin de lutter contre le scorbut (Wolff, 2009).
- Le 1er octobre 1907, trois services de stomatologie, dirigés par des médecins spécialisés, sont créés dans l'armée à Paris, Lyon et Bordeaux. Les médecins sont alors autorisés à employer les chirurgiens-dentistes du contingent accomplissant leur temps de service. Cependant, ces

derniers ne perçoivent aucune compensation ni avantage (Peniguel, 2012).

- Le 10 octobre 1907 la circulaire n°60, rédigée par Henry Chéron, met en avant, pour la première fois, les problèmes dentaires et incite les médecins des corps de troupe à réaliser des examens bucco-dentaires auprès de chaque soldat lors de leur visite d'incorporation. L'état bucco-dentaire doit alors être précisé sur le registre d'incorporation par le médecin ayant procédé à l'examen. (Salf et Augier, 1996 ; Barcikowski, 2007 ; Peniguel, 2012).
- Puis le 02 décembre 1910, des cabinets dentaires sont mis en place dans les garnisons importantes (Paris, Lyon, Bordeaux) pour donner suite à une autre circulaire. Le dentiste, sans grade ni statut, est ainsi placé sous les ordres du médecin-chef. Les soins dentaires se limitent alors à l'ablation du tartre, la cautérisation des gencives, les extractions dentaires et les obturations avec un amalgame ou un ciment (Peniguel, 2012).
- Dans la circulaire ministérielle du 09 décembre 1910 et en réponse au rapport adressé par le Président de la Fédération Dentaire Nationale (FDN), il est précisé que « dans les hôpitaux militaires et hospices mixtes sont installées, en principe, des cliniques dentaires, dont le service est assuré, sous la direction du médecin chef, par des militaires pourvus soit du diplôme de chirurgien-dentiste, soit de huit inscriptions en chirurgie-dentaire. » (Villain, 1917)

  En réalité, puisque l'initiative de ces services est laissée au chef de corps, seuls quelques garnisons et régiments disposent d'un service dentaire organisé.

Bien que ces différentes initiatives soient mises en place avant le début de la guerre, les dentistes n'ont aucun rôle clairement défini et aucune organisation ne permet de coordonner les différents services dentaires. Les dentistes, alors sans statut accordé par l'État, se retrouveront pour la plupart à servir en tant que brancardiers.

De multiples rapports et pétitions tentent en vain d'obtenir une réglementation et une hiérarchisation des services dentaires au sein du Service de Santé. Les réponses obtenues sont sensiblement similaires : « En cas de guerre le dentiste ne répondait à aucune nécessité. », « On ne peut pas donner de grade aux chirurgiens-dentistes, parce que le dentiste ne répond pas aux nécessités de la guerre. » (Villain, 1917)

En 1913, la FDN propose à maintes reprises la création d'un corps de chirurgiens-dentistes militaires, mais le ministre de la Guerre Alexandre Millerand s'y oppose du fait de l'incommodité que cela génèrerait. La lettre du 05 mai 1913 d'un conseiller d'État, secrétaire général pour le ministre de la Guerre, peut en attester. Rédigée en réponse au rapport adressé précédemment par la FDN le 20 mars 1913, il y est écrit que « tout personnel qui ne contribuerait pas immédiatement à assurer la conservation des effectifs engagés, le relèvement, le traitement, et l'évacuation des malades et des blessés ne pourrait être que gêne et embarras » (Barcikowski, 2007). Nous verrons plus tard que le rôle joué par les dentistes dans le maintien des effectifs au front lui donnera tort.

Mais les vieilles croyances au sein de l'Armée ont encore la vie dure, et on estime que « le temps consacré aux soins du soldat est du temps perdu pour l'instruction, les exercices, l'entraînement et le service » (Salf et Augier, 1996). Cette erreur de jugement au sujet des soins dentaires n'est malheureusement pas la seule faiblesse du Service de Santé des Armées. C'est toute son organisation qui est inadaptée, laissant présager de sa future déroute.

Lors de l'entrée en guerre, le Service de Santé n'est pas du tout préparé à faire face à l'ampleur du conflit en raison notamment de son défaut de logistique et du manque de moyen humain (Bazot, 2016). Le conflit est appréhendé selon une approche offensive, d'après le plan XVII de l'État-Major général, selon lequel le strict minimum est nécessaire (Olier, 2016). Cela impose au Service de Santé de libérer le champ de bataille et de reporter les soins non urgents en dehors de la zone des Armées.

Mais pourquoi cette approche de l'offensive à outrance ? Cela s'explique entre autres par l'idée commune d'une résolution rapide du conflit, en particulier après les récentes guerres, bien plus brèves en comparaison (guerre russo-japonaise de février 1904 à septembre 1905 et guerres des Balkans d'octobre 1912 à août 1913).

Néanmoins certaines consciences tentent d'alerter quant au besoin d'une organisation optimale afin d'assurer une prise en charge efficiente des blessés. Pour Schneider, Médecin Inspecteur et Directeur du Service de Santé du 20e corps d'armée, « il est nécessaire de fortifier notre Service de Santé au lieu de l'amoindrir » (Schneider, 1913). Dans ses considérations pratiques sur le fonctionnement du Service de Santé en campagne, il écrit : « Je tiens de témoins oculaires qui me touchent de très près, qu'on s'étonnait tout d'abord, à Constantinople, de n'avoir affaire qu'à des blessures légères et qu'on se réjouissait du peu de gravité des projectiles modernes, mais qu'on apprit bientôt que seuls étaient arrivés dans cette ville les blessés légers qui avaient pu s'évacuer eux-mêmes, soit en marchant, soit en prenant d'assaut de vive force les trains de chemin de fer en partance pour l'arrière. Quant aux blessés gravement atteints, ils étaient, faute d'organisation sanitaire, restés sur le champ de bataille, où ils périrent, après plusieurs jours de souffrance sans soins et sans nourriture ». Selon lui, « la récente guerre des Balkans a surabondamment démontré que la puissante et nombreuse armée ottomane a été surtout battue par suite de la mauvaise organisation de ses services, et notamment de ceux des subsistances et de la santé » (Schneider, 1913).

Comme le redoutait Schneider, le Service de Santé français se retrouve submergé dès le début de la guerre. Les postes de secours s'engorgent toujours plus chaque jour en raison de l'afflux permanent de blessés dont l'évacuation depuis le front devient de plus en plus pénible pour les brancardiers.

1.2. Statut lors de l'entrée en guerre

1.2.1. Un brancardier comme un autre

Au début du conflit, les sections du Service de Santé sont organisées en fonction de leur proximité avec le front :

- Le service régimentaire, au plus près des lignes de combat est composé comme suit : 1 médecin chef du rang de médecin major, 3 médecins aide-major, 3 médecins auxiliaires, 1 pharmacien, 1 dentiste auxiliaire, 12 infirmiers, 48 brancardiers.
- Le service de santé divisionnaire comprend : 1 médecin chef divisionnaire, 1 groupe de brancardiers divisionnaires, 8 médecins dont 6 auxiliaires, 1 pharmacien, 2 officiers d'administration, 2 ministres des cultes et des officiers du train.
- Le service du corps d'armée : 10 médecins, 3 pharmaciens, 205 brancardiers, 6 sous-officiers.

Comme nous l'avons vu précédemment, les dentistes sont sans grade ni statut au début de la guerre et sont mobilisés comme simple soldat. Placés sous les ordres du médecin en chef, ils sont répartis dans tous les corps d'armée, où ils servent parfois en tant qu'infirmiers, mais le plus souvent ils agissent en tant que brancardiers au côté de pharmaciens et d'opposants à la guerre (prêtres, objecteurs de conscience…).

La tâche qui incombe aux brancardiers est dangereuse. Exposés en premières lignes, ils sont chargés de porter secours aux blessés et de les évacuer. Ils sont munis d'un brassard portant une croix rouge sur fond blanc et sont reconnus comme neutres selon la Convention de Genève du 22 août 1864 (Albert F et coll., 1918).

Malheureusement, nombreux sont les témoins de la non-observance de cette convention. Le médecin auxiliaire Louis Maufrais y fait d'ailleurs souvent allusion dans son témoignage (témoignage de seize cassettes retranscrites par sa petite fille Martine Veillet dans l'ouvrage *J'étais médecin dans les tranchées* aux éditions Laffont).

Selon lui, les infractions sont multiples. Très peu portent le brassard et le drapeau à croix rouge par peur de se démarquer dans les rangs, mais aussi parce que l'immunité des soignants ne semble plus qu'illusoire pour eux, la « trêve des brancardiers » n'étant que rarement accordée. Une autre infraction fréquemment observée est le port d'armes parmi le personnel de santé, soit par méconnaissance des règles, soit volontairement, par sentiment de vulnérabilité.

En guerre de mouvement, les brancardiers régimentaires suivent les troupes lancées à l'assaut et chargent les blessés sur les brancards au fur et à mesure de leurs rencontres. Mais face à la recrudescence des attaques, la relève des blessés dans le « No Man's Land » est essentiellement assurée la nuit. Parfois, les brancardiers ne peuvent qu'aller donner à boire aux blessés ou seulement les déplacer dans un abri de fortune, généralement un trou d'obus, en attendant de pouvoir les évacuer dans des conditions plus favorables.

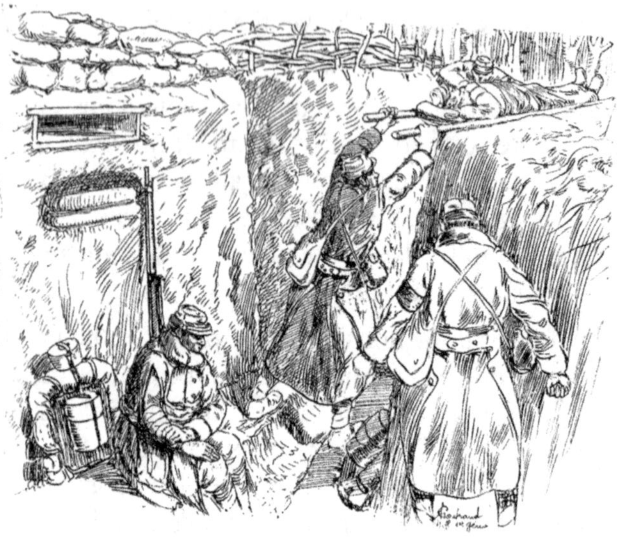

Figure 3 : Transport de blessés dans une tranchée à B. (Bois de la G., Argonne), le 18 novembre 1914. Croquis inédit par G. Payraud, sous-officier au 1er génie. La Chronique médicale : revue bi-mensuelle de médecine historique, littéraire & anecdotique, 1917, n° 24. Licence ouverte, BIU Santé. (https://www.biusante.parisdescartes.fr/histmed/image?med130381x1917x24x0093)

Les brancardiers amènent ensuite les blessés au poste de secours. En général, il s'agit d'un réduit creusé dans les parois de la tranchée de repli et recouvert d'une couche de rondins, de terre et de cailloux. Sur place, le triage est effectué par un médecin ou par un étudiant en médecine.

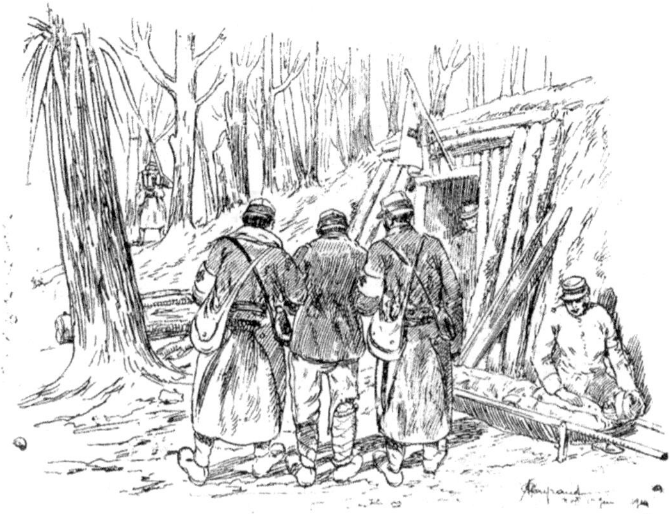

Figure 4 : Arrivée d'un blessé, ayant reçu son premier pansement, au poste de secours (La F. M., Bois de la G.), le 20 novembre 1914. Croquis inédit par G. Payraud, sous-officier au 1er génie. La Chronique médicale : revue bi-mensuelle de médecine historique, littéraire & anecdotique, 1917, n° 24. Licence ouverte, BIU Santé. (https://www.biusante.parisdescartes.fr/histmed/image?med130381x1917x24x0093)

Enfin les brancardiers divisionnaires et de corps d'armée sont chargés de transférer les blessés du poste de secours vers l'ambulance.

Les ambulances permettent de prodiguer les premiers soins hors de la zone menacée par l'artillerie, généralement dans de grandes habitations comme des châteaux ou des fermes à une vingtaine de kilomètres du front.

Les hôpitaux d'évacuation sont habituellement situés près d'un axe ferroviaire, routier ou fluvial pour faciliter le transfert des blessés vers l'arrière (Capel et Linon, 2016).

Nous avons réalisé un schéma récapitulatif de l'organisation des services d'évacuation des blessés, à partir des informations fournies par Olier et Blanc, dans la revue *Médecine et Armée* en 2016.

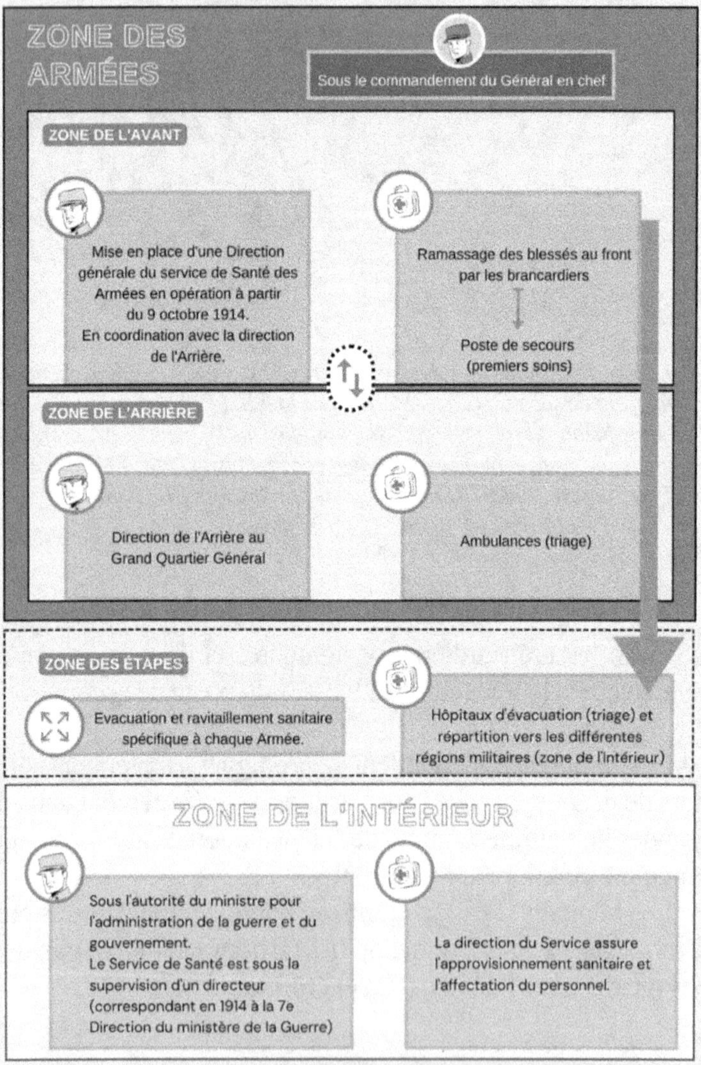

Figure 5 : Schéma de l'évacuation sanitaire au début de la guerre, © Mathilde Hagelstein.

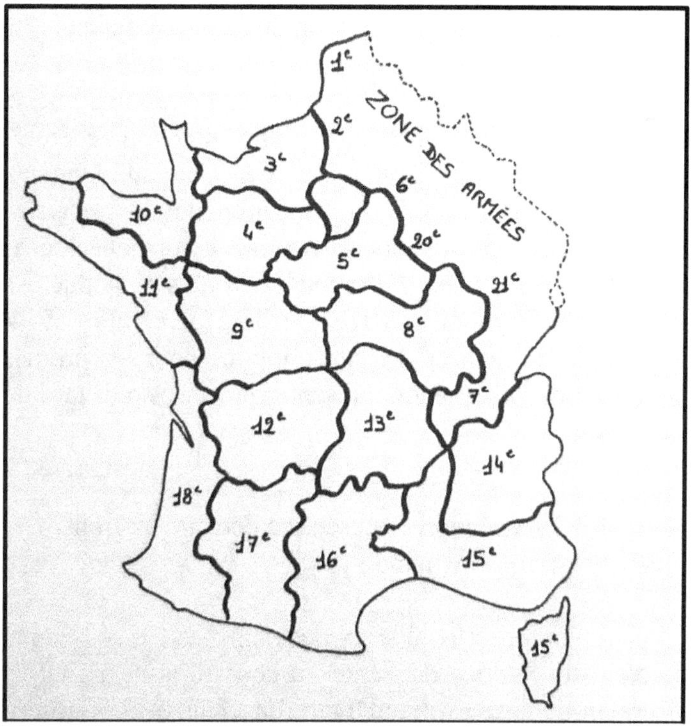

Figure 6 : Carte des différentes régions militaires, © Mathilde Hagelstein

Le médecin inspecteur Troussaint, dans son livre sur la Direction du Service de Santé en campagne, précise que « tout doit tendre, après l'action, à désencombrer le terrain de la lutte par le relèvement et l'évacuation rapide de tous les blessés capables d'être dirigés sur l'arrière, le traitement sur place étant réservé à ceux qui ne peuvent pas être transportés. » Mais les évacuations sanitaires se compliquent en raison de l'afflux incessant de blessés et la stabilisation du front (1915-1916) entraîne une modification de ce système d'évacuation. On cherche alors à traiter les blessés au plus près des lignes de front (Blanc, 2016).

1.2.2. Une restructuration du Service de Santé

À partir du 15 octobre 1914, une restructuration du Service de Santé s'opère avec la création d'une Direction générale du Service de Santé au Grand Quartier Général. Une autre réorganisation structurelle et fonctionnelle du Service de Santé a permis une reconnaissance des compétences et une spécialisation des soins. La spécialité la plus répandue est la stomatologie (Ferrandis, 2016). Dès le 21 décembre 1914, il est possible de réaliser des prescriptions pour les prothèses dont les modalités d'obtention seront précisées plus tard dans cet ouvrage.

1.2.3. Création d'un service dentaire au front par Armand Levy

Fin septembre 1914, le médecin inspecteur Wissemans, Directeur du Service de Santé du corps d'armée, charge le chirurgien-dentiste Armand Levy de créer et de diriger un service dentaire au sein de cette unité. Le 15 octobre 1914 marque l'ouverture de son cabinet à Clermont-en-Argonne, considéré comme le premier à fonctionner aux armées en opération.

L'équipement consiste en une « installation complète, peu encombrante, essentiellement mobile et facilement transportable » Levy, 1917). La boîte n°6 de stomatologie, composée essentiellement de daviers est mise à disposition par des ambulances. Néanmoins, Armand Levy a préféré se faire envoyer son instrumentation personnelle afin d'avoir à sa disposition un équipement plus complet. « Toute [son] instrumentation tient elle-même en deux caisses qui sont simplement des caisses à bidons de pétrole. » Les médicaments quant à eux sont fournis par le Service de Santé. Le cabinet contient en guise de table une simple planche posée sur deux petits tréteaux permettant un gain de place considérable une fois démontée.

Il se compose également d'un vieux fauteuil Voltaire®. Mais son dossier, trop rigide, empêchait de donner à la tête de multiples inclinaisons et n'était pas au goût du Dr Levy. Il a donc décidé de le remplacer par une chaise sur laquelle il a fixé une têtière mobile de Ash® au dossier. Quant au crachoir, il consiste en un simple seau. L'éclairage est assuré par un col de cygne ou par une lampe à acétylène.

Organisation du service

Le malade doit se présenter au service muni de son laissez-passer signé par son chef, l'autorisant à s'y rendre. Après le soin, il faut signer le document en guise de justificatif. Si la nature des soins nécessite de nouvelles visites de la part du soldat, les dates des rendez-vous successifs sont alors mentionnées au dos du laissez-passer, suivies de la signature du dentiste. Les manquements aux rendez-vous sont rares. Si un soldat ne se présente pas, c'est généralement que le malheureux a disparu au front…

Un registre est tenu dans lequel sont mentionnées toutes les interventions réalisées et chaque malade dispose de sa feuille, ce qui assure un réel suivi des soins. Il est ainsi possible d'étudier l'évolution de l'activité et de constater le nombre toujours croissant de patients pris en charge. De novembre 1914 à novembre 1915, 10 616 séances de soins sont réalisées pour 4 043 malades (Levy, 1917). Les soins prodigués sont essentiellement conservateurs, analogues à ceux proposés en cabinet de ville. Comme l'explique Armand Levy : « les dents étaient pansées puis obturées. Je ne procédais aux extractions que lorsqu'il y avait une indication absolue. »

Cette organisation semble être efficace compte tenu des résultats obtenus. Mais le Dr Levy s'est retrouvé face à un dilemme qu'il exprime lors du Congrès dentaire interalliés de 1916 selon ces mots : « la mauvaise saison arrivait et vous devez penser ce qu'elle est en Argonne. Certains de mes malades, pour se rendre chez moi, devaient faire jusqu'à 20 kilomètres, souvent dans la boue ou par le froid. Je songeais à le leur éviter. » Grâce au matériel récupéré dans un régiment (gracieusement offert auparavant par M. Genter), il a été possible d'installer un poste dentaire en pleine forêt d'Argonne. Celui-ci était entièrement opérationnel dès octobre 1915. Cela a permis de se rapprocher des troupes de la division et de raccourcir d'une douzaine de kilomètres le trajet de ces hommes. Ce cabinet constitue le premier cabinet dentaire divisionnaire de l'armée française (Levy, 1917 ; Riaud, 2008).

La volonté d'Armand Levy de soulager ses camarades est représentative du sentiment général partagé par les dentistes mobilisés. De nombreuses tentatives officieuses de traitements se développent au front, esquissant une ébauche d'organisation des soins dentaires.

1.3. Vers une pratique dentaire au front

Dès l'automne 1914, les mouvements d'offensives ralentissent. L'utilisation généralisée des mitrailleuses et la létalité accrue de l'artillerie obligent les soldats à se terrer dans des tranchées. C'est la guerre de position. D'environ 2 mètres de profondeur et surmontées d'un parapet élevé avec des sacs de sable, ces tranchées nécessitent un entretien permanent de la part des soldats. Elles sont constituées de plusieurs lignes, espacées de plusieurs centaines de mètres et reliées entre elles par des « boyaux » sinueux.

On distingue trois types de tranchées :

- En première ligne, la tranchée est creusée en zigzag pour éviter les tirs en enfilade et repousser l'assaut ennemi. C'est la zone la plus exposée, elle sert à la fois à l'offensive et à la défense. C'est pourquoi on y retrouve de nombreux postes de tir et de guet, des nids de mitrailleuses ainsi que quelques abris très modestes.

- Une tranchée de seconde ligne, située à moins de 100 mètres de la première, permet de s'y replier ou sert en tant que base pour contre-attaquer. Parfois creusés en profondeur et couverts, les abris y sont plus développés par rapport à ceux de la première ligne. On y trouve également des postes de guet et des postes de soins assez élémentaires.
- Plus en arrière, à une distance variant de 150 m à 2 km de la première ligne, se trouve la tranchée de réserve. En théorie plus sûre que les précédentes, elle est malheureusement souvent exposée aux tirs de longue portée de l'artillerie ennemie. Plus ou moins fortifiée, elle constitue un chemin de ravitaillement ou de retraite. Les vivres, équipements et munitions y sont stockés et les poilus peuvent y prendre du repos.

1.3.1. Les maladies des tranchées

Dire que les conditions de vie dans les tranchées sont difficiles pour les soldats est un doux euphémisme. En dehors du sentiment de peur permanente et de fatigue, la santé de ces hommes est mise à rude épreuve en raison de l'insalubrité dans laquelle ils vivent. Diverses pathologies se développent en particulier des troubles digestifs, le typhus, la typhoïde, le paludisme, etc. Et de nouvelles maladies spécifiques aux tranchées apparaissent (fièvre des tranchées, pieds et mains de tranchées…). À cela s'ajoutent les algies dentaires qui rendent davantage de soldats inaptes au combat (Farret, 2016).

1.3.2. Pathologies bucco-dentaires

Les affections stomatologiques sont nombreuses : lésions carieuses, abcès, parodontite, gingivite ulcéro-nécrotique de Vincent (aussi appelée bouche des tranchées) provoquée par la symbiose entre *Fusobacterium necrophorum* et *Borrelia vincentii* (Semple, 1919 ; Farret, 2016). Ces affections, cumulées à un coefficient de mastication faible, tendent à aggraver les troubles digestifs et empêchent les soldats de manger convenablement leurs rations.

Les pathologies bucco-dentaires se développent en raison de plusieurs facteurs environnementaux. Une hygiène médiocre, un brossage absent pour la quasi-totalité des soldats, une alimentation trop carnée avec peu de fibres, et une consommation excessive d'épices, d'alcool et de tabac, sont autant d'éléments qui favorisent leur survenue. En 1728, Pierre Fauchard expliquait déjà que « la cause la plus ordinaire de la perte des dents est la négligence ». Le dentiste P. Cassé commente : « La clientèle du dentiste militaire est constituée en grande partie par des hommes qui ne connaissent le dentiste civil que de nom, c'est un être fabuleux dont on parle néanmoins souvent, mais qui fait toujours terriblement mal. » Mais ses propos sont à nuancer. Il existe des inégalités marquées entre citadins et ruraux. Cela s'explique notamment par la différence de niveau socioéconomique ainsi que par la démographie inéquitablement répartie des cabinets dentaires. Déjà peu nombreux à l'échelle du territoire, la majeure partie de ces cabinets sont regroupés dans les villes. En conséquence, 80 à 90 % des édentés proviennent de populations agricoles (Villain, 1917). Et ces derniers sont d'autant plus exposés aux problèmes digestifs en raison du changement abrupt d'alimentation. En effet, leur régime alimentaire qui était jusqu'alors essentiellement végétal se retrouve soudainement transformé en « bricheton » (pain blanc), « barbaque » (viande de mauvaise qualité) et « bidoche » (viande fraîche).

Ainsi, avec la multitude de pathologies bucco-dentaires qui se développent parmi les soldats au front, il devient urgent de procéder à des soins.

1.3.3. Une pratique officieuse de la dentisterie

Durant les 18 premiers mois de la guerre, la dentisterie est quasi inexistante dans l'armée. Les dentistes mobilisés tentent de soulager au mieux leurs compagnons avec le matériel dont ils disposent.

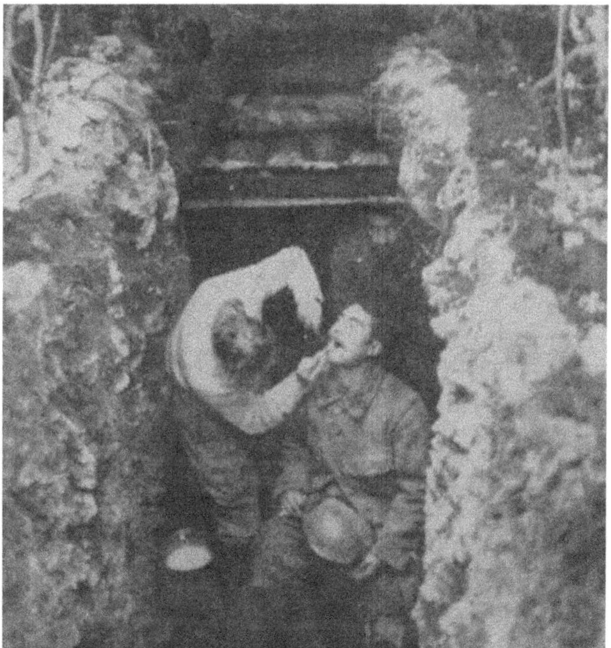

Figure 7 : Dentiste opérant sur le seuil d'un abri. Galtier-Boissière, Emile. Larousse médical illustré de guerre. Paris, Librairie Larousse, 1917. Licence ouverte, BIU Santé. (https://www.biusante.parisdescartes.fr/histmed/medica/page?26087&p=79)

C'est une scène assez commune que de croiser un soldat assis par terre, adossé à un talus la tête en extension, en train de se faire extraire une dent un peu trop douloureuse. Afin de réaliser des soins dans de meilleures conditions, les chirurgiens-dentistes ont su s'adapter. De nombreux systèmes astucieux de fauteuils pliants ont ainsi été mis au point. Parmi les plus célèbres, on peut citer :

- La caisse-fauteuil dentaire de Penelet et Lang transportable par side-car (Penelet et Lang, 1917 ; Salf et Augier 1996).
- Le fauteuil dentaire de campagne de Pous, dentiste militaire au sein de la 15e division d'infanterie coloniale (Pous, 1917 ; Salf et Augier 1996).
- Le fauteuil dentaire de Devernoix (dentiste de la 26e division d'infanterie), (Devernoix, 1917 ; Salf et Augier 1996).
- Le nouveau fauteuil pliant à dossier mobile et siège élévateur d'Armand Levy (Levy, 1917 ; Salf et Augier 1996).

C'est malheureusement souvent dans les périodes de troubles et de restriction les plus importantes que l'ingéniosité de l'Homme s'exprime. « [La] science et [la] guerre se sont toujours stimulées » comme l'expliquera plus tard le physicien britannique John Desmond Bernal, en 1939 dans son livre *The Social function of science*.

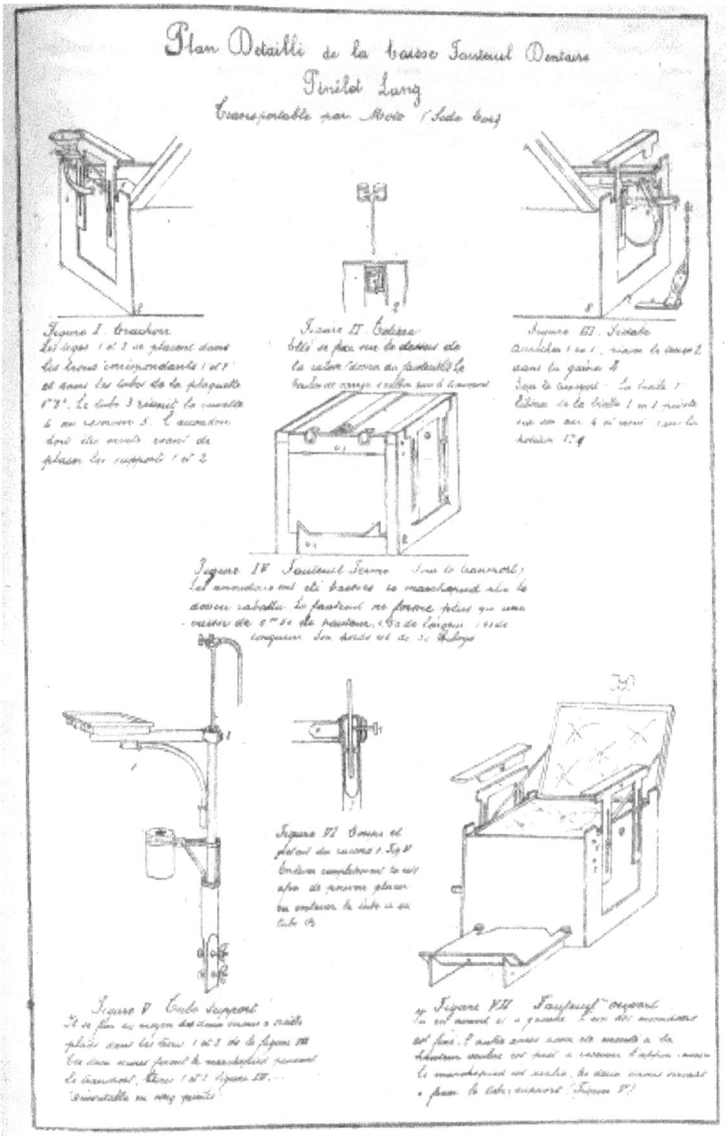

Figure 8 : Caisse-fauteuil de Penelet et Lang. Congrès dentaire interalliés 1916 -- Paris / Villain. Licence ouverte, BIU Santé. Cote : 203197. (https://www.biusante.parisdescartes.fr/histmed/medica/cote?92939)

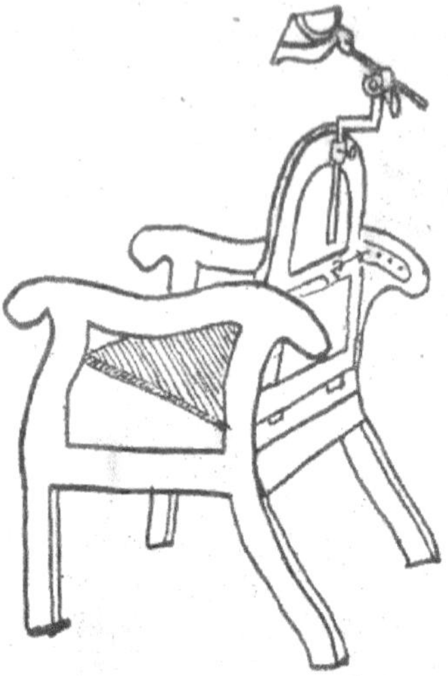

Nouveau fauteuil pliant à dossier mobile et à siège à élévation
(Modèle présenté par M. Armand Lévy.)

Figure 9 : Fauteuil pliant inventé par Armand Levy. Congrès dentaire interalliés 1916 -- Paris / Villain. Licence ouverte, BIU Santé. Cote : 203197. (https://www.biusante.parisdescartes.fr/histmed/medica/cote?92939)

Bien que nombreuses, les avulsions ne constituent pas la seule activité des dentistes. Au contraire, soucieux de conserver au maximum les dents de leurs camarades, beaucoup profitent de leur permission pour rapporter du matériel supplémentaire depuis l'arrière. En effet, bien qu'une boîte de stomatologie soit en théorie fournie dans chaque ambulance par le Service de Santé, leur contenu est bien insuffisant pour assurer des soins conservateurs. Ce matériel, ils devront le transporter en permanence en plus de leur paquetage et veiller à bien le protéger. Puisque l'apport de matériel extérieur n'est pas réglementaire, il n'existe donc pas d'indemnité en cas de destruction de celui-ci, comme le précise la notification par circulaire n°3487/S : « le service de dentisterie aux armées ne doit employer que du matériel appartenant à l'État ».

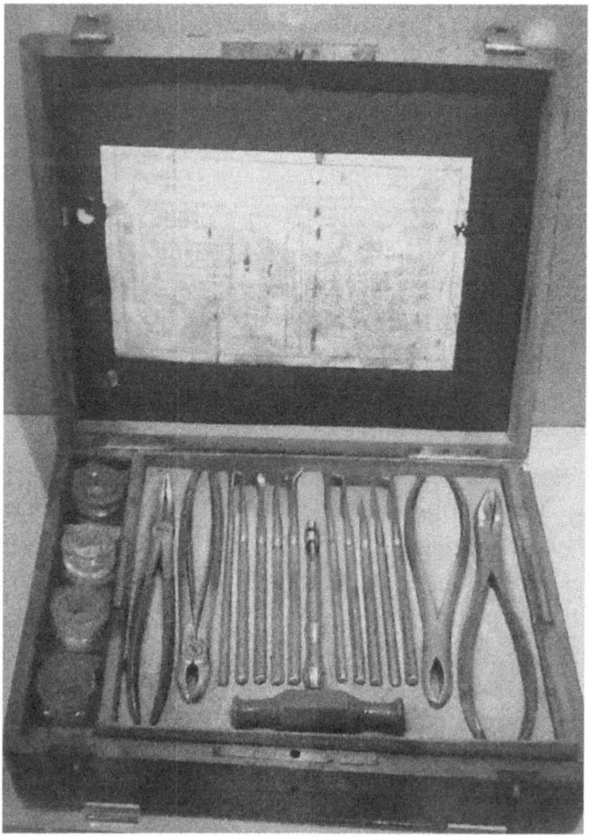

Figure 10 : Caisse d'instruments mise à disposition des chirurgiens-dentistes par l'Armée, © Courbet, 2016

Le Dr Bruschera, dentiste militaire et chef de clinique à l'École Dentaire de Paris, s'exprime en 1916 à ce sujet : « Les dentistes de l'avant ont fait de gros sacrifices pour remédier à l'absence de l'instrumentation indispensable à leur fonctionnement. Il ne faut pas oublier que leur situation près de la ligne de feu (nos pertes l'attestent) fait courir des risques de destruction à leur matériel. [...] Ils savent combien leurs anciens camarades de tranchées sont dignes de tous les sacrifices. Ils ont fabriqué des fauteuils articulés en utilisant des planches, des pièces de machines agricoles ; des tonneaux sont devenus des crachoirs » (Bruschera, 1917).

Grâce aux multiples apports de matériel depuis l'arrière, aux installations innovantes et au bouche-à-oreille, les dentistes ont ainsi pu développer officieusement leur pratique de l'art dentaire au front (Becavin, 1917). Certains médecins stomatologues ont également entrepris d'organiser des services dans lesquels ils se sont adjoint un ou plusieurs dentistes (Gaignon, 1917).

1.3.4. Vers une organisation des soins

Le 14 novembre 1915, Georges Villain, secrétaire général de l'École dentaire de Paris, réalise une communication auprès de la Société d'Odontologie (dont il est le vice-président) quant à la nécessité des soins dentaires dans l'armée. En temps de guerre, les traitements doivent être rapides et il est nécessaire d'adapter les conditions de travail. Il réalise un plan d'organisation en collaboration avec l'École dentaire de Paris. Selon Villain, les besoins dentaires de l'armée peuvent être classés en 4 catégories :

- Les traitements d'urgence : ils sont réalisés à tout moment et en tout lieu. Néanmoins leur application se fait principalement au front, en premières lignes.
- Les traitements curatifs : ils correspondent aux traitements complets des affections dentaires aux armées (division) et à l'Intérieur (garnison). Cela comprend également la réhabilitation fonctionnelle des édentés à l'arrière dans des centres dédiés au traitement prothétique.
- Les traitements préventifs : ils consistent en la mise en état de la bouche des hommes avant leur départ pour la zone des armées (au sein des dépôts et cabinets dentaires de garnison) et en la mise en place de prothèses fonctionnelles.

- Les traitements des blessés : on distingue les traitements simples et de courte durée (dans la zone des étapes) des traitements de longue durée nécessitant un appareillage spécifique ou un suivi plus strict (centres dédiés en zone intérieure)

1.4. La création du statut de « dentiste militaire » en France

1.4.1. Création de l'emploi de « dentiste militaire » dans l'Armée de Terre

- Décret du 26 février 1916

De nombreuses pétitions ont été formulées par les dentistes et par des associations dentaires réclamant une place légitime dans le personnel du Service de Santé.

Ces pétitions ont obtenu un soutien politique de la part du sénateur P. Strauss, du président d'honneur de la fédération dentaire nationale, du Sous-secrétaire d'État au Service de Santé Justin Godart ainsi que du ministre de la Marine Lacaze (Salf et Augier, 1996).

Le 26 février 1916, le ministre de la Guerre, Joseph Galliéni, rédige un rapport dans lequel il écrit : « L'hygiène moderne a démontré l'importance considérable qu'on doit accorder aux soins de la bouche et des dents. Depuis le début des hostilités, les dentistes mobilisés ont rendu des services appréciables, et, grâce à leurs concours, de nombreux militaires qui avaient été reconnus inaptes en raison de leur mauvaise dentition, ou qui avaient été blessés aux mâchoires, ont pu retourner très vite au front. Mais l'organisation du service dentaire demande à être réglementée et la meilleure utilisation des dentistes exige la création d'un grand nombre de cliniques de chirurgie dentaire réparties à l'avant, à l'arrière et dans l'intérieur. » (Bruschera, 1917).

Il formule ensuite une demande auprès du Président de la République, quant à la création d'un statut de dentiste militaire dans l'Armée de Terre.

Après avis favorable du président Raymond Poincaré, les décrets du 26 février et du 1er mars 1916 permettent respectivement l'emploi du dentiste militaire dans l'armée de Terre et dans la Marine. Justin Godart, Sous-secrétaire d'État au Service de Santé, fixe par instruction du 27 février 1916 la nomination des dentistes en tant qu'*« Adjudant sous-officier des sections d'infirmiers »* (Article 4 de l'instruction, Journal officiel n°62, 1916). Ils sont alors placés sous les ordres du médecin chef dans les formations auxquelles ils sont rattachés. En application de l'article 5, ils portent l'uniforme d'adjudant infirmier avec à leur collet le caducée d'argent, accompagné à l'extérieur de la lettre D, haute de 1 cm. Ils ne portent ni parements au képi et aux manches, ni écusson de couleur, mais ont droit au brassard de la convention de Genève.

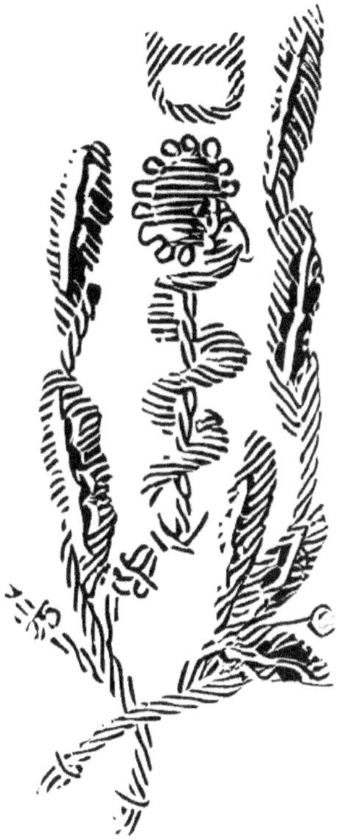

Figure 11 : Dessin représentant le caducée du dentiste militaire français, © Mathilde Hagelstein

Avec ce décret, « les chirurgiens-dentistes reçurent la consécration de leurs efforts, qui leur créait une situation compatible avec leurs aptitudes, dans la hiérarchie militaire », d'après Lemercier, dentiste militaire (Lemercier, 1917). Néanmoins le quota pour l'armée de terre est limité à 1000 dentistes militaires avec priorité aux enseignants et au personnel scientifique des écoles dentaires.

On distingue ainsi deux catégories :

- Les dentistes militaires nouvellement promus dont les responsabilités sont plus élevées (parfois direction d'un centre d'édentés)
- Les autres dentistes, qui restent hommes de troupe (comprenant les chirurgiens-dentistes les plus jeunes sans titre d'enseignement ou sans réputation professionnelle ainsi que les étudiants en chirurgie-dentaire.) (Peniguel, 2012).

Les chirurgiens-dentistes souhaitent que ce statut soit attribué à un plus grand nombre en tenant compte en priorité de l'implication fournie au front, mais aussi avoir la possibilité d'évoluer à des grades plus élevés : « Que si une hiérarchie particulière est instituée pour les dentistes militaires, les grades se conquièrent au front et pas à l'arrière. » (Propos du Dr Courchet retranscrits par Frey, 1917).

- Répartition générale des dentistes militaires

La répartition aux armées suit l'Article VII de l'instruction relative aux dentistes militaires (Bruschera, 1917).

Formations de l'avant :

- Deux dentistes par groupe de brancardiers division-naires : l'un d'eux est stable à la formation et se charge en particulier des soins à donner sur place, l'autre est mobile et se déplace dans les différentes unités au repos de la division.
- Un dentiste par groupe de brancardiers de corps.
- Un dentiste-stomatologiste, un dentiste militaire, deux mécaniciens-dentistes et un conducteur par automobile dentaire.

Zone des étapes :

- Un dentiste dans chaque centre hospitalier
- Un dentiste dans chaque dépôt d'éclopés

1.4.2. Création de l'emploi de « chirurgien-dentiste de la Marine »

- Décret du 1er mars 1916

Monsieur Blatter, président de la FDN, accompagné de son secrétaire Georges Villain, rencontrent à maintes reprises l'Amiral Lacaze, ministre de la Marine, pour discuter de la création d'un corps de dentistes militaires au sein de la Marine (Villain, 1917 ; Riaud, 2008). Le 1er mars, l'Amiral Lacaze envoie un rapport au président de la République. Ce dernier approuvera immédiatement la demande émise. Selon l'Amiral, « les cliniques dentaires, qui existent depuis 1910, dans les hôpitaux maritimes, ont rendu depuis le début des hostilités, de très grands services. » Mais le personnel est insuffisant et il est donc nécessaire de recruter plus de dentistes « parmi les chirurgiens-dentistes diplômés des Facultés de Médecine françaises » afin de prodiguer les soins d'urgence, le traitement et l'obturation des dents (J.O, 1916).

Pour la Marine, le chirurgien-dentiste est assimilé à partir du 1er mars 1916 au médecin auxiliaire dont il porte la tenue et les insignes.

- Création d'un corps d'officiers « chirurgiens-dentistes » de la Marine

Le 1er décembre 1916, l'Amiral Lacaze obtient du président de la République la création d'un corps d'officiers « chirurgiens-dentistes » de la Marine, pouvant prétendre sous certaines conditions à un avancement jusqu'à médecin de 2e et 3e classe auxiliaire. Ces conditions sont précisées dans l'article 3 du décret en date du 2 décembre 1916. Il est ainsi nécessaire d'avoir déjà réalisé au minimum 6 mois de service en tant que médecin auxiliaire diplômé chirurgien-dentiste avant de pouvoir passer 3e classe auxiliaire. Pour devenir 2e classe auxiliaire, il faut avoir accompli auparavant une année de service en tant que médecin de 3e classe auxiliaire. Leur nombre est aussi réglementé et est défini par l'article 4 : le nombre des médecins de 2e classe auxiliaires ne doit pas dépasser le quart de l'effectif total du personnel de cette spécialité et il ne doit pas dépasser la moitié de l'effectif total pour les médecins de 3e classe auxiliaires. Quel que soit leur statut, leur uniforme est celui des médecins de la marine, dont ils se distinguent par une patte de velours grenat avec trois boutons à ancre (Article 5, Journal officiel, 1916).

Cette évolution de statut est propre à la Marine et ne concerne pas les dentistes militaires de l'Armée de Terre. Le dentiste Dehilotte souhaiterait : « Que les dentistes militaires de l'armée de terre soient assimilés tant au point de vue de la solde qu'aux avantages divers à leurs confrères de la marine » (Frey, 1917). En effet, le fossé se creuse considérablement entre l'adjudant dentiste militaire par rapport à son confrère de la Marine de grade supérieur et évolutif, mais aussi par rapport à ses collègues canadiens, américains et anglais (Gendre, 2007).

1.4.3. Des fonctions diverses pour les chirurgiens-dentistes

Différents services se sont mis en place pour répondre aux besoins dentaires de l'armée avec une organisation différente en fonction de la proximité avec le front.

Le 9 juin 1916, paraît l'instruction ministérielle n°8119 3/7 qui détaille avec précision l'organisation des centres de chirurgie et de prothèse maxillo-faciale, des centres d'édentés et des cabinets dentaires de garnison (Riaud, 2012). Se sont imposés en premier les services dédiés à la prise en charge des blessés des maxillaires et de la face. Puis les services des édentés et des inaptes dentaires. Enfin les services de dentisterie d'urgence (ambulance divisionnaire, automobiles dentaires) (Villain, 1917).

Dans la Zone des Armées on retrouve :

- Les voitures de stomatologie
- Les centres d'édentés
- Les cabinets dentaires
- Les services de chirurgie et de prothèse maxillo-faciale

Dans la Zone de l'Intérieur s'organisent :

- Les centres d'édentés
- Les cabinets dentaires de garnison
- Les centres de chirurgie et de prothèse maxillo-faciale
- Les laboratoires de prothèse dentaire

- Les voitures de stomatologie

Au début de l'année 1915, le sénateur de la Seine Paul Strauss prévoit la mise en place d'un service dentaire ambulant dans l'armée dont le but serait « d'offrir des services de santé à l'avant, aux zones étapes et à la zone des armées, des secours de dentisterie et de prothèse » (Strauss, 1915). Ces voitures peuvent aussi être amenées à concevoir et appliquer des appareils de prothèse provisoire pour les mutilés de la face.

Après adoption du projet par la Commission Supérieure Consultative du Service de Santé, le médecin dentiste Gaumerais établit le premier modèle d'automobile dentaire. Et c'est ce modèle qui sera retenu parmi les autres véhicules de stomatologie proposés à la suite de l'inspection menée par Justin Godart le 31 juillet 1915. L'efficacité démontrée de ce véhicule a conduit à la mise en circulation de 9 autres véhicules de ce type en mai 1916.

<u>Composition</u> :

On compte 2 voitures de stomatologie par armée et chacune est composée de :

- 1 médecin stomatologiste ou 2 dentistes militaires
- 1 dentiste militaire
- 2 techniciens dentaires
- 1 conducteur

<u>Objectifs</u> :

Ces voitures ont d'abord pour but d'assurer les soins dentaires, la pose ou la réparation d'appareils dentaires dans les endroits où aucune formation stable n'est avérée. Elles permettent également de donner les premiers soins prothétiques nécessaires pour permettre l'évacuation rapide des blessés maxillo-faciaux (immobilisation précoce des fractures du maxillaire, mise en état de la bouche…).

Ces voitures se rendent auprès des troupes dépourvues de service dentaire régulier et sont généralement placées dans les villages alentour servant de cantonnement aux troupes aux repos (Riaud, 2008). En se rapprochant toujours plus des lignes de front, elles soulagent les soldats d'un pénible trajet. En cas d'attaque, les blessures se font nombreuses au niveau de la face et des maxillaires. Les véhicules rejoignent alors les hôpitaux d'évacuations indiqués par le chef supérieur du Service de Santé pour renforcer les effectifs et ainsi aider les équipes chirurgicales spécialisées à prodiguer les soins d'urgence.

Tout l'intérêt de ce dispositif réside dans sa mobilité. Mais par quelle ingéniosité Gaumerais a-t-il réussi à convertir une voiture en un cabinet dentaire ?

Anatomie d'une voiture de stomatologie :

Les voitures de stomatologie sont de marque Renault® ou Barré®. Elles présentent une caisse d'omnibus et s'organisent généralement de la même façon. Le véhicule se divise ainsi en deux parties : le tiers antérieur contient le laboratoire dédié aux réparations, et les deux tiers restants correspondent au cabinet dentaire (Salf et Augier, 1996 ; Riaud, 2008).

La partie laboratoire possède un établi à deux places. Au niveau de l'équipement, on retrouve : un brûleur à essence, un tour d'atelier, un vulcanisateur alimenté par un réchaud à essence ainsi que de multiples instruments suspendus sur les parois latérales. Trois lampes à acétylène fournissent l'électricité.

Le panneau arrière s'ouvre en deux grandes parties égales révélant ainsi le cabinet dentaire ; l'une d'entre elles est équipée d'une fenêtre prolongeant le toit et l'autre forme une plateforme sur laquelle se trouve solidement fixé le fauteuil dentaire avec à côté le crachoir, qui s'évacue directement vers l'extérieur. L'ensemble est fermé par des toiles tendues pour préserver des regards indiscrets. Ces toiles sont néanmoins munies de fenêtres sur le dessus afin de conserver suffisamment de luminosité. À l'intérieur, on retrouve des étagères contenant l'instrumentation et les pansements. Plusieurs baies vitrées sont également disposées afin d'apporter plus de clarté. Les soins sont réalisés avec un tour à pied, le véhicule ne disposant pas d'électricité. Un lavabo à pédale est alimenté en eau par un réservoir métallique pouvant contenir une dizaine de litres ; en cas de besoin, il est possible de chauffer l'eau grâce à un appareil à essence.

On estime le prix de revient de chacun de ces véhicules à 25 000 francs. Le rendement quotidien est en moyenne de 100 patients comprenant 200 actes, 6 réparations d'appareils, 4 insertions de prothèse (Bruschera, 1917).

À la fin de l'année 1916, des femmes viennent rejoindre ces véhicules de stomatologie en raison de la pénurie de mécaniciens dentistes. Leurs tâches consistent à couler des modèles en plâtre et à les monter en articulateur, à confectionner des cires d'articulé ou encore à polir les prothèses. Leur contribution a ainsi permis de doubler le nombre de prothèses réalisées.

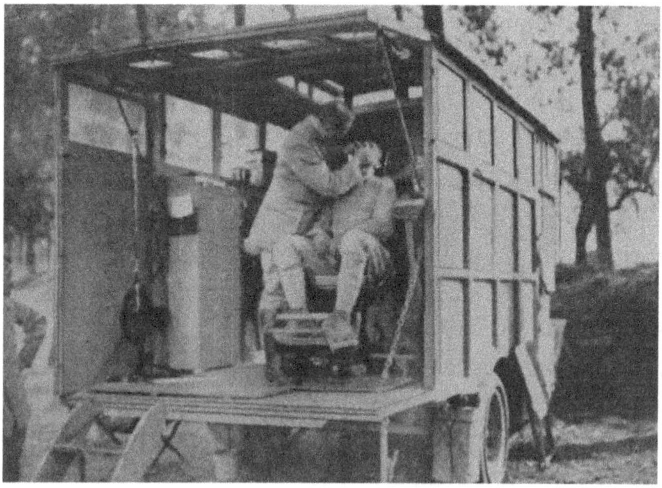

Figure 12 : Voiture automobile pour la stomatologie. Galtier-Boissière, Emile. Larousse médical illustré de guerre. Paris, Librairie Larousse, 1917. Licence ouverte, BIU Santé. (https://www.biusante.parisdescartes.fr/histmed/medica/page?26087&p=79)

- Les centres d'édentés

Les centres d'édentés à l'Avant

La responsabilité des centres dans la zone armée est confiée à des médecins stomatologues, assistés par des dentistes militaires et par des techniciens dentaires. Leur organisation est entièrement dévolue à la mise en place d'appareils dentaires. Ils sont situés à proximité des services maxillo-faciaux, mais en sont totalement indépendants. On compte un seul centre d'édentés par armée (Salf et Augier, 1996).

Les centres d'édentés à l'Arrière

Avec la stabilisation du front, trois centres d'édentés sont créés à l'Arrière dès novembre 1914 : un au Val-de-Grâce, un autre à l'hôpital Desgenettes de Lyon et le dernier à l'hôpital Saint Nicolas de Bordeaux (Riaud, 2008, Peniguel, 2012). Ces centres collaborent avec les écoles dentaires de Paris, Lyon et Bordeaux ainsi qu'avec le Service de Santé des Armées.

Les édentés représentent un véritable fléau pour les effectifs. En effet, ils sont déclarés inaptes au combat par les autorités militaires et sont réformés ou placés dans le service auxiliaire du fait de leur mauvaise denture. C'est pourquoi Justin Godart crée officiellement les services de prothèse pour les édentés inaptes le 31 juillet 1915. La circulaire du 19 août 1915 pose les indications techniques de ces prothèses et celle du 28 mars 1916 précise les conditions d'obtention de celles-ci.

Un centre d'édenté est alors mis en place dans chaque région avec parfois des sous-centres pour éviter l'engorgement des centres principaux. Dans chaque centre, on retrouve un médecin stomatologiste, quelques chirurgiens-dentistes militaires et une vingtaine de techniciens dentaires.

Les conditions d'accès à ces centres se précisent au fur et à mesure, en particulier avec la circulaire du 15 juin 1916 qui précise qu'un édenté est accepté en soins si son état est dégradé et s'il reste moins d'un tiers de surface masticatoire et moins de cinq dents antagonistes. Il faut compter entre 20 et 45 jours entre la réalisation des avulsions et la pose de la prothèse (Riaud, 2008 ; Gatelier et Lecardinal, 2022).

Cela ne nécessite pas d'hospitalisation, les soldats sont maintenus dans des dépôts (en général des usines). Des bains de bouche antiseptiques sont prescrits en post-opératoire pour éviter les complications. Ceux-ci consistaient en une solution extemporanée de permanganate de potassium ou d'acide borique (Villain, 1917).

De 1917 à 1919, 80 dentistes militaires sont affectés à ces centres (Salf et Augier, 1996).

Au 1er octobre 1918, on dénombre 220 000 soldats édentés appareillés. Cela représente 350 000 appareillages réalisés par seulement 350 personnes (stomatologues, chirurgiens-dentistes militaires, étudiants en chirurgie-dentaire et prothésistes).

Cahier des charges

Les prothèses réalisées dans les centres d'édentés doivent répondre à certains critères : elles doivent être simples, solides, rapides à fabriquer et à moindre coût (entre 8 et 10 Francs) (Riaud, 2008).

La prothèse fournie au soldat est considérée comme faisant partie intégrante de l'équipement du soldat et est notifiée sur son carnet militaire (Riaud, 2008). De ce fait, toute détérioration volontaire ou négligence est réprimée par les autorités militaires.

Les empreintes pour les prothèses amovibles, ou « râteliers » dans le langage des tranchées, se font à la cire vierge ou à modeler ou encore à la gutta-percha (Gatelier et Lecardinal, 2022).

Généralement, la base de la prothèse est en caoutchouc, les crampons et les crochets sont en métal, les surfaces de mastication postérieures sont en vulcanite (caoutchouc sulfurisé et vulcanisé sous pression) et seules les dents antérieures sont en porcelaine (Gatelier et Lecardinal, 2022). Le châssis métallique se compose d'un alliage d'or et de cuivre, il est potentiellement supplémenté d'argent, de platine et d'aluminium. Enfin les prothèses peuvent être à valves ou à ressorts.

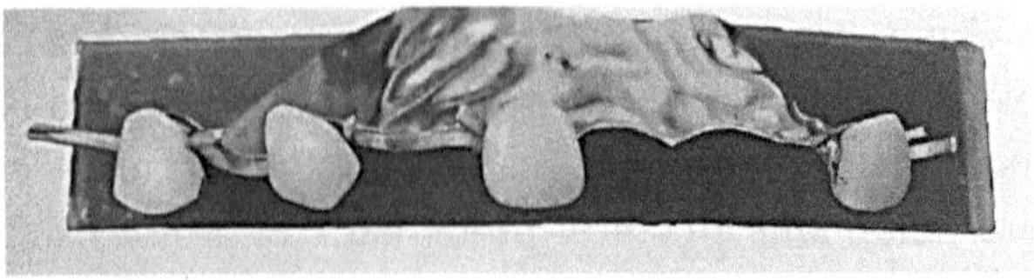

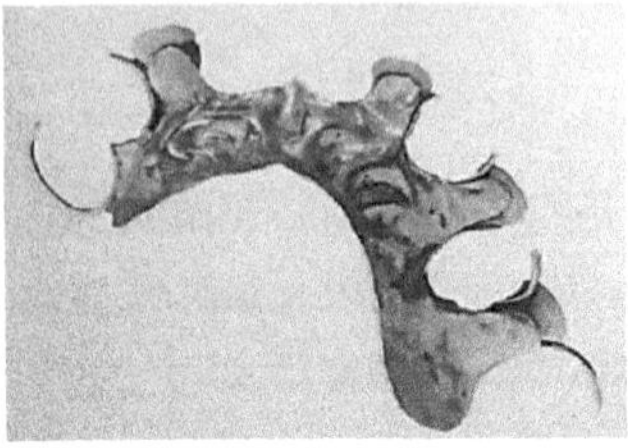

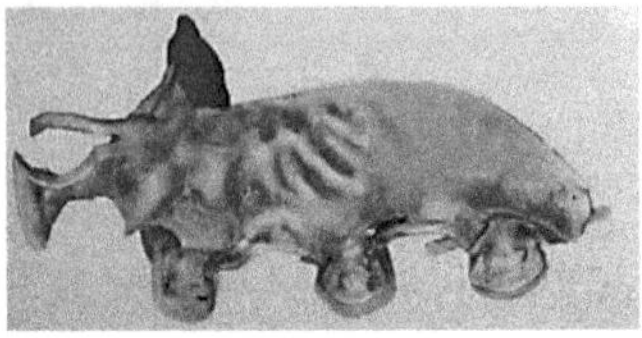

Châssis estampé or avec crochets demi-jonc façonnés en or et dents prothétiques en porcelaine.

Figure 13 : Photographies d'une prothèse amovible maxillaire retrouvée dans la sépulture multiple de Spincourt, © Thomas, Fouille F. Adam /Inrap

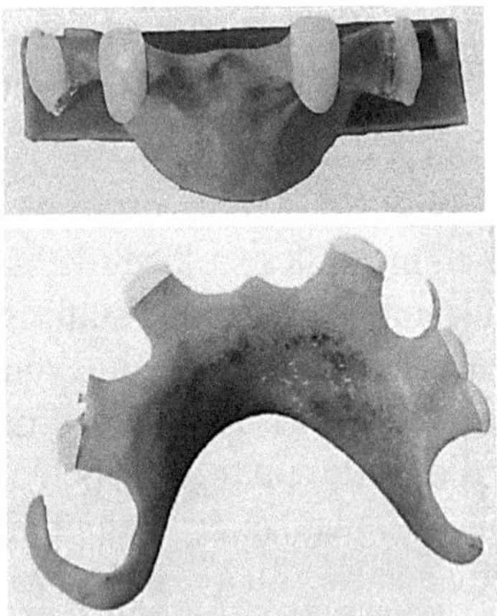

Base prothétique en vulcanite avec un crochet en vulcanite et un autre demi-jonc en or. Les dents prothétiques sont en porcelaine.

Figure 14 : Photographies d'une prothèse maxillaire retrouvée dans la sépulture multiple de Spincourt. © Thomas, Fouille F. Adam /Inrap

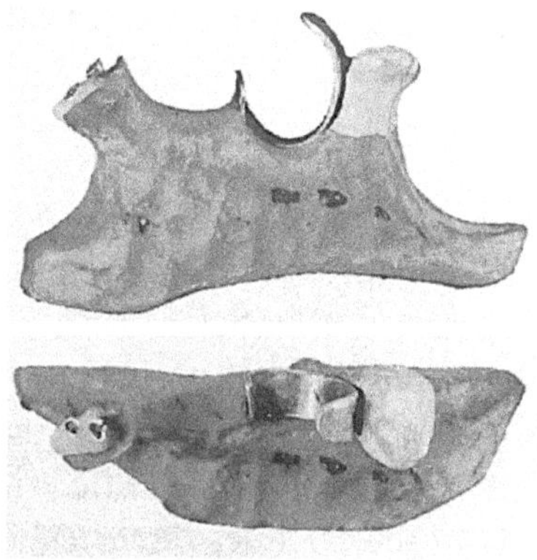

Base prothétique en vulcanite et crochet plat en or avec surface de mastication en vulcanite.

Figure 15 Photographies d'une prothèse amovible maxillaire retrouvée dans la fosse commune de Saint-Rémy-la-Calonne. © Thomas, Fouille F. Adam /Inrap

Par rapport à l'amovible, la prothèse fixe est nettement minoritaire. Les dents sur pivot constituent la majorité de la prothèse conjointe réalisée et les bridges sont rares.

Le protocole consiste à arraser la couronne dentaire, à dépulper la dent et à préparer le logement pour le tenon. Une empreinte à l'emportée est ensuite réalisée.

Le pivot est généralement en bois dur et la rétention est assurée par le gonflement du bois dans la racine. Il peut aussi s'agir d'un tube compacté en métal et scellé dans la racine avec du mastic ou des feuilles d'or (Gatelier et Lecardinal, 2022).

Les dents prothétiques utilisées sont des dents en ivoire ou en porcelaine, des dents humaines ou encore des dents d'origine animale (bovins, ovins, chevaux...).

- Les cabinets dentaires

Les cabinets dentaires à l'avant

En application du décret du 26 février 1916, des postes dentaires sont aménagés au sein des groupes de brancardiers, de corps d'armée et de division. Les articles 7 et 8 de l'instruction relative aux dentistes militaires servent de base à l'organisation et à l'administration des services dentaires aux armées. L'article 7 règlemente la répartition des effectifs et l'article 8 fixe la composition du matériel des dentistes pour chacun des échelons (Bruschera, 1917).

Dans la zone des étapes, le matériel et l'instrumentation ne sont pas réglementés. Dans la majorité des cas, l'instrumentation est apportée par les opérateurs et le matériel est trouvé sur place dans les hôpitaux, cliniques, cabinets civils… Ces postes dentaires deviennent progressivement de véritables cabinets dont la direction est confiée à un ou plusieurs dentistes militaires et sont implantés dans un cantonnement central. « L'installation du cabinet dentaire laissée à leur initiative personnelle est rarement confortable, mais souvent suffisante, pour qu'ils puissent donner à leurs patients tous les soins nécessaires », explique le Dr Lemercier.

Dans ces cabinets, les dentistes prodiguent les soins d'urgence à tous les militaires, délivrent des plans de traitement intégraux et préparent la bouche des édentés pour les appareiller le plus vite possible afin qu'ils puissent rapidement rejoindre le rang des combattants. Enfin, ils introduisent des notions d'hygiène bucco-dentaire auprès de la troupe (Lemercier, 1917).

Les dentistes disposent d'un minimum de matériel :

- Un fauteuil dentaire avec crachoir
- Un lavabo
- Un tour à fraise
- Un assortiment de ciments et d'amalgames

- Des médicaments fournis par le Service de Santé
- La boîte de stomatologie n°6 composée de :
    - Un porte-fraise à main
    - Deux élévateurs
    - Une langue de carpe
    - Une seringue à eau
    - Un miroir buccal à manche
    - Un fouloir à gutta percha
    - Une sonde courbe
    - Un ciseau à émail
    - Un jeu de 10 excavateurs
    - Une précelle à pansement
    - 10 daviers
    - Une boîte nickelée contenant 6 fraises
    - Du fil de platine
    - De la gutta-percha
    - Un tour à pied de dentiste (parfois)

Cet équipement fourni par le Service de Santé est insuffisant. Aussi, la plupart des dentistes préfèrent apporter leur propre matériel comme l'explique le dentiste militaire G. Monick : « J'ai été amené dans la suite à augmenter ce matériel par l'adjonction de quelques instruments personnels, ce qui m'a permis d'étendre immédiatement le champ de mes opérations et de préserver de nombreuses dents de l'extraction inévitable. » (Monick, 1917).

<u>Présentation du service dentaire d'un groupe de brancardiers de corps par le dentiste militaire G. Monick</u>

Le Dr Monick a assuré un service dentaire régulier durant 6 mois dans une ferme dans laquelle il a été stationné. Il répertorie les actes réalisés de janvier à juin 1916. Ce sont au total 1397 actes effectués, soit 968 avulsions et 429 soins conservateurs (245 obturations simples et 184 traitements endodontiques).

Les avulsions concernent le plus souvent des pluriradiculées à l'état de racine et responsables d'abcès ou encore des sagesses à l'origine de péricoronarites. Les obturations sont réalisées à l'aide de « ciments émail » pour les dents antérieures et d'amalgames pour les secteurs postérieurs. Le Dr Monick a réalisé la majeure partie des soins endodontiques sous digue, « permettant ainsi la préparation minutieuse des canaux dans les traitements du troisième et du quatrième degré » (Monick, 1917).

Mois	Extractions		Obturations		Totaux
	Simples	Anesthésie	Simples	Trait. canaux	
Janvier	67	93	22	34	216
Février	53	48	36	20	157
Mars	84	101	45	9	239
Avril	127	51	29	37	244
Mai	90	87	86	63	326
Juin	78	89	27	21	215
	499	469	245	184	1.397
	Extractions totales 968		Obturations totales 429		
	Opérations totales 1.397				

Figure 16 Tableau récapitulatif des actes réalisés pour la période de janvier à juin 1916 (Dr G. Monick). Congrès dentaire interalliés 1916 -- Paris / Villain. Licence ouverte, BIU Santé. Cote : 203197. (https://www.biusante.parisdescartes.fr/histmed/medica/cote?92939)

Concernant les pathologies gingivales, elles se résument essentiellement à des gingivites. Quelques cas de stomatites aiguës ont été relevés, mais exclusivement chez des soldats de l'infanterie et du génie occupant les tranchées et présentant un état d'affaiblissement général marqué.

L'asepsie de l'ensemble des instruments utilisés lors des différents soins est induite par flambage à l'alcool.

L'anesthésie, même dans ces conditions inimaginées, reste une préoccupation majeure du dentiste. Les avulsions et soins endodontiques sont réalisés autant que possible sous anesthésie locale à l'aide d'ampoules de novocaïne-adrénaline fournies par le Service de Santé. L'anesthésie générale par chlorure d'éthyle est très rare. Le Dr Monick a dû y recourir une seule fois, pour réaliser l'avulsion d'une sagesse mandibulaire, en raison d'un trismus complet (Monick, 1917).

Ce cabinet a ainsi aidé à soulager de nombreux soldats de leurs douleurs dentaires. Le Dr Monick reconnait que sans le matériel rapporté depuis l'Arrière, il lui aurait été impossible de réaliser le moindre traitement conservateur et que ces dents soignées auraient été vouées à l'extraction. C'est pour cette raison qu'il déplore la circulaire n°5.628 signée par le médecin-inspecteur Chavasse (Directeur général du Service de Santé du Groupe des Armées d'opérations). Dans ce document émis le 18 octobre 1916, il y est stipulé que « le matériel nécessaire doit être strictement limité aux fixations données par l'instruction du 27 février 1916, en particulier pour les G.B (Groupe de Brancardiers) et dépôts d'éclopés. Les G.B ne doivent posséder que la boîte de stomatologie, le tour portatif et la chaise pliante. Une révision du matériel des G.B sera effectuée et le matériel en excédent sera reversé à la R.M.S (Réserve de Matériel Sanitaire) de l'armée. » (Monick, 1917 ; Régis, 1917).

Exemple du fonctionnement du service dentaire dans une division d'infanterie

Le dentiste militaire Paul Cousin établit un récapitulatif des soins réalisés de la mi-avril 1916 au 21 octobre 1916. Sur 101 journées de travail, malgré le temps perdu pendant les déplacements effectués par son groupe, 2778 hommes ont pu être soignés. Les soins se répartissent ainsi :

- Pansements (calmants, caustiques ou désinfectants) : 1588
- Obturations provisoires (pâtes antiseptiques et obturations plastiques comprises) : 589
- Obturations définitives (ciments ou amalgames) : 352
- Extractions : 345
- Cautérisations iodées et pointes de feu (traitement des gingivites naissantes et périodontites expulsives existantes) : 219
- Détartrages : 27

Par ces chiffres, on constate que la majeure partie des actes effectués sont des soins, allant ainsi dans le sens d'une dentisterie plus conservatrice. Mais réaliser ces soins nécessite une grande quantité de consommables qui, malheureusement, peinent à arriver, au grand désarroi du Dr Cousin. Selon lui, il est nécessaire d'obtenir plus de matériel afin de répondre à toutes les situations cliniques. Mais aussi de revoir à la hausse les effectifs de dentistes affectés dans l'infanterie et les groupes de brancardiers divisionnaires (GBD), afin de répondre aux besoins croissants des soldats et permettre ensuite un suivi plus régulier de ces patients (Cousin, 1917).

Les cabinets dentaires de garnison à l'Arrière

Concernant les cabinets dentaires de garnison à l'arrière, les soins dentaires sont désorganisés au début et se déroulent en partenariat avec les écoles dentaires de Paris, Lyon et Bordeaux. Mais le 9 juin 1916, une ordonnance ministérielle réorganise très précisément ces soins. 400 cabinets dentaires de garnison sont alors mis en place, mobilisant au total 15 médecins stomatologistes et 500 chirurgiens-dentistes militaires (Sauvez, 1919).

Ces cabinets sont souvent situés à proximité des poudreries, des cartoucheries et des arsenaux. Toutes les personnes mobilisées peuvent y être soignées, y compris les prisonniers de guerre.

Un contrôle strict de la stérilisation des instruments et de la justification des actes est réalisé quotidiennement par l'administration centrale. Des contrôles sanitaires sont également effectués régulièrement par l'adjoint technique de stomatologie.

Les soins prodigués sont gratuits, la conservation des dents sur l'arcade est privilégiée et les avulsions ne surviennent qu'en dernier recours. En effet, depuis l'organisation des Services dentaires à l'Armée, une approche plus préventive est possible.

Par exemple, le Dr Mussat, chirurgien-dentiste de garnison, établit à l'arrivée des recrues des fiches dentaires pour chacune d'entre elles. Il prodigue des conseils personnalisés en fonction des observations annotées et obtient de bons résultats. Selon lui, « le dentiste de garnison, en dehors des soins ordinaires de la bouche, obturations, extractions des racines abcédées, nettoyages [...] aura un rôle de propagande active, incessante. » Il poursuit en disant que « tous les moyens [de prévention] sont bons et il faut les employer tous. » (Mussat, 1917)

D'après le dentiste Grignon, il est possible de réduire drastiquement le nombre de soldats évacués en améliorant simplement leur hygiène dentaire grâce à deux moyens très simples : le nettoyage mécanique par le brossage et la visite dentaire périodique systématique. Grignon a d'ailleurs fait réaliser par un mécanicien un modèle de brosse à dents pliante avec étui protecteur et à poils interchangeables, pour un coût très faible (Grignon, 1917).

Le dentiste P. Cassé préconise 5 minutes par brossage. Pour les soldats au front, il est impossible de se procurer de la pâte nettoyante aussi il conseille d'utiliser le savon blanc destiné à la toilette. Pour les soldats plus en retrait, il recommande une « formule de poudre alcaline antiseptique, ayant une légère action mécanique de frottement et parfumée suffisamment pour être agréable à tous. » (Cassé, 1917).

Le médecin aide-major de 1re classe Pierre Robin, professeur à l'École Française de Stomatologie, propose plusieurs documents types à utiliser lors de la première consultation du soldat : une fiche pour la détermination du coefficient biologique masticatoire selon l'âge, une fiche de conseils pour l'hygiène dentaire et une fiche pour aider à la sustentation et à la rétention des prothèses (Robin, 1917).

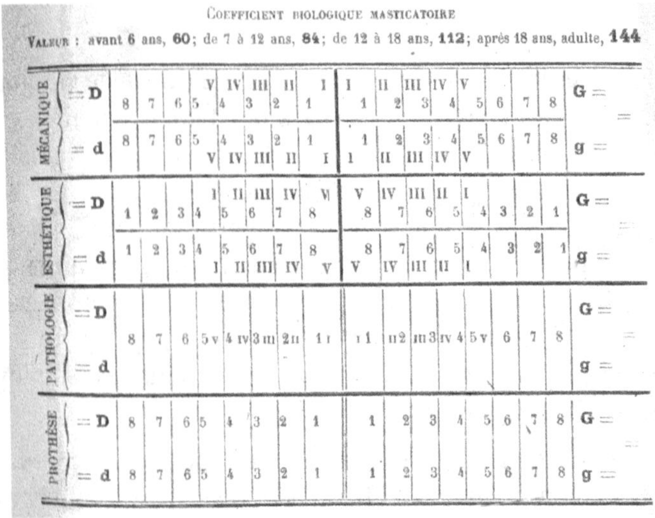

Figure 17 : Fiche pour la détermination du coefficient masticatoire (Dr Pierre Robin). Congrès dentaire interalliés 1916 -- Paris / Villain. Licence ouverte, BIU Santé. Cote : 203197. (https://www.biusante.parisdescartes.fr/histmed/medica/cote?92939)

Autant d'exemples qui illustrent une approche plus conservatrice dans le choix des plans de traitement et une volonté des dentistes d'avoir une vision du patient dans sa globalité.

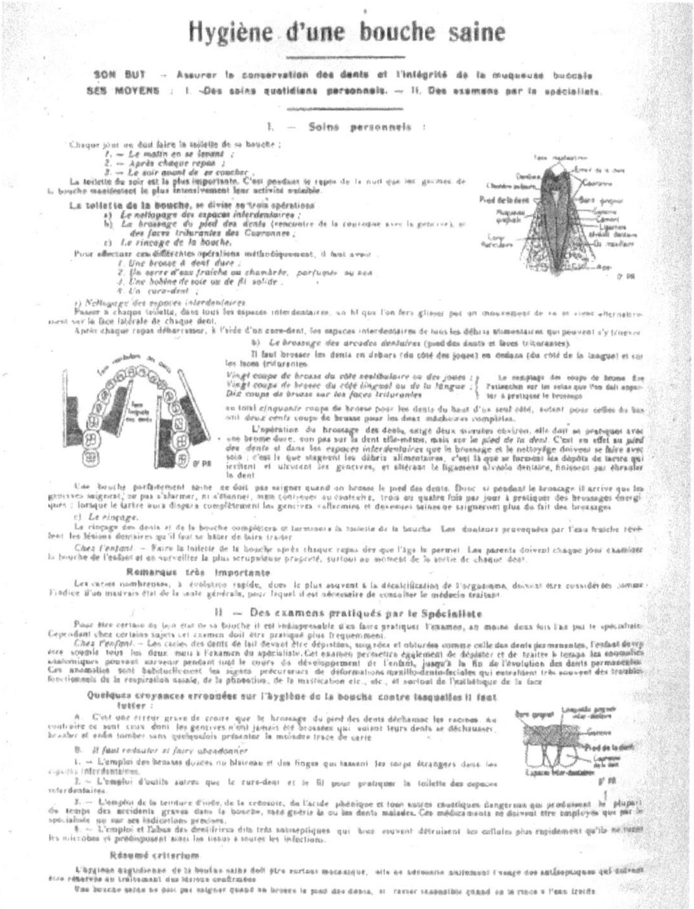

Hygiène d'une bouche saine

SON BUT — Assurer la conservation des dents et l'intégrité de la muqueuse buccale

SES MOYENS : I. -Des soins quotidiens personnels. — II. Des examens par le spécialiste.

I. — Soins personnels :

La toilette de la bouche, se divise en trois opérations

Remarque très importante

II — Des examens pratiqués par le Spécialiste

Quelques croyances erronées sur l'hygiène de la bouche contre lesquelles il faut lutter :

Résumé criterium

Figure 18 : Fiche de conseils pour une bonne hygiène dentaire (Dr Pierre Robin). Congrès dentaire interalliés 1916 -- Paris / Villain. Licence ouverte, BIU Santé. Cote : 203197. (https://www.biusante.parisdescartes.fr/histmed/medica/cote?92939)

Le fonctionnement général du service dentaire et de stomatologie peut être synthétisé par le schéma ci-dessous. Celui-ci a été réalisé par Georges Villain avant d'être adressé au Sous-secrétaire d'État, dans son rapport du 9 septembre 1915.

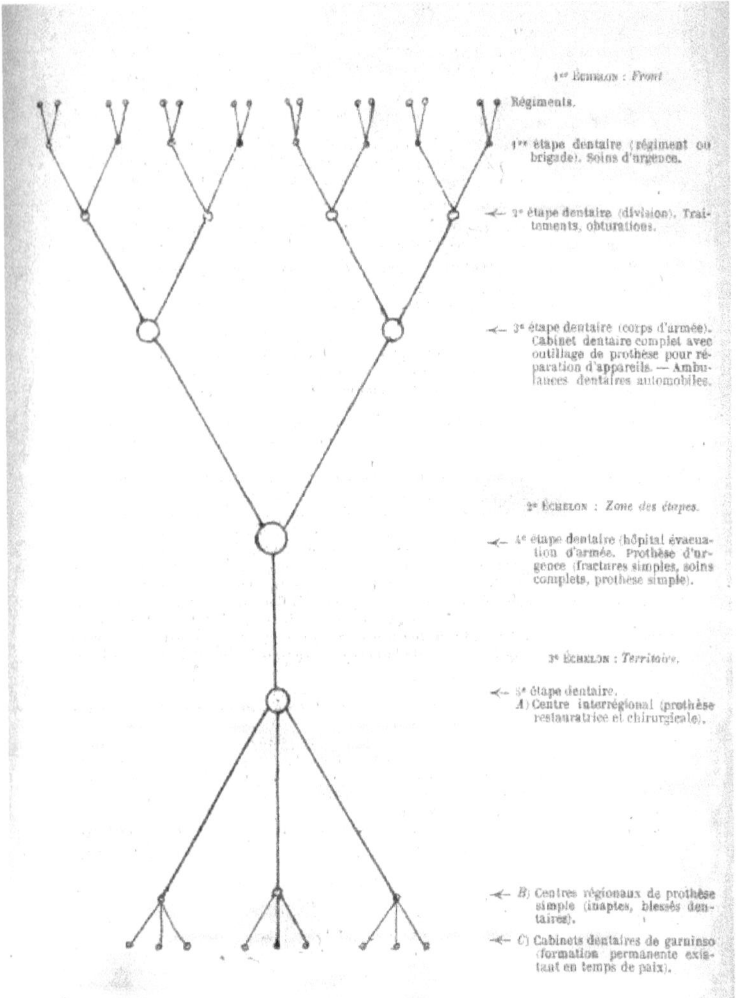

Figure 19 : Schéma récapitulatif de l'organisation des divers services dentaires à l'Armée (Georges Villain). Congrès dentaire interalliés 1916 -- Paris / Villain. Licence ouverte, BIU Santé. Cote : 203197. (https://www.biusante.parisdescartes.fr/histmed/medica/cote?92939)

• Les services de chirurgie et de prothèse maxillo-faciale

Ces services, localisés à proximité du front, sont spécialisés dans la restauration de la face et dans les traitements des délabrements osseux des maxillaires. À partir de mars 1918, on compte une unité par armée.

Leur direction est confiée à un chirurgien en chef spécialisé dans la chirurgie faciale. Ce dernier est assisté d'un médecin stomatologue et de personnel dentaire. Le chirurgien-dentiste apporte une aide considérable dans le traitement des blessés de la face par ses connaissances sur l'anatomie et la physiologie des mâchoires.

Ces services sont en coopération étroite avec un centre de prothèse et un cabinet dentaire pour la réalisation des appareils de contention.

La prise en charge des blessures maxillo-faciales doit se faire rapidement comme le stipule l'Instruction sur les Évacuations et l'Hospitalisation dans la Zone des Armées, en date du 25 avril 1916 : « Seront évacués très rapidement les blessés atteints de fracture du maxillaire inférieur ou nécessitant une restauration faciale. Suivant les circonstances, il pourra cependant leur être appliqué un appareil provisoire dans les formations sanitaires auprès desquelles se trouverait un cabinet de prothèse dentaire. Mais on ne perdra pas de vue la nécessité d'une évacuation rapide. » (Bloch, 1917).

Pour mieux se démarquer au moment de l'évacuation, cette spécialité est indiquée par la lettre C pour « chirurgie spéciale maxillo-faciale » et l'enveloppe est timbrée de jaune (Bloch, 1917).

- Les centres de chirurgie et de prothèse maxillo-faciale

Les centres à l'Arrière sont créés au fur et à mesure des besoins pour les blessés de la face.

Le premier centre a été ouvert à Paris (hôpital du Val-de-Grâce) le 10 novembre 1914 et sa direction a été confiée au Dr Frey puis au Dr Morestin (Blanc, 2016).

Le 15 septembre 1914, le Dr Albéric Pont, crée un centre maxillo-facial pour les mutilés de la face à Lyon (Riaud, 2008). Celui-ci ouvre ses portes le 1er décembre 1914 et dispose de 30 lits. L'École dentaire de Lyon devient un centre d'appareillage pour édentés et son laboratoire fabrique les prothèses maxillo-faciales.

En 1919, on dénombre 16 centres dont 3 à Paris. Le nombre de personnes affectées à ces centres a également augmenté au cours du conflit. Fin 1916, on trouve dans ces centres 1 stomatologue, 2 chirurgiens-dentistes militaires et 4 mécaniciens. Au 1er janvier 1917, ce sont 215 personnes qui participent activement aux soins dont 40 médecins stomatologistes, 60 dentistes militaires, 15 chirurgiens-dentistes et 50 mécaniciens dentistes (Riaud, 2008).

Ces organisations disparates entre la zone des Armées et la zone de l'Intérieur sont le reflet de priorités bien différentes.

En effet, sur le front, l'objectif principal est de maintenir un pourcentage d'effectifs suffisant en limitant les journées d'indisponibilités générées par toutes sortes de lésions bucco-dentaires. Il faut en priorité soulager les souffrances dentaires qui rendent les soldats inefficaces au combat et s'assurer qu'ils soient capables de manger leurs rations.

Pour les services dentaires de l'Intérieur, les échanges sont facilités entre chaque groupement ce qui permet une meilleure organisation ainsi qu'un meilleur acheminement des ressources humaines et matérielles. Cela aide donc à s'orienter vers des soins conservateurs et des réhabilitations plus complètes.

2.
L'HISTOIRE D'HENRI PETIT, DENTISTE NANCÉIEN

En 2016, nous avons eu la chance de nous entretenir avec Daniel Petit, alors âgé de 95 ans, au sujet de son père Henri Petit. Nous en gardons le souvenir d'un échange très enrichissant. Son témoignage a su captiver notre attention tant par la précision des faits relatés que par ses qualités d'orateur.

Au fil de notre entretien, nous avons pu constater que les membres de la famille Petit ont toujours été de grands collectionneurs (photographies, timbres, matériel dentaire…). Et Henri Petit, grand passionné de photographie ne faisait pas exception. Avec son appareil *Vest Pocket*®, celui que Harding en 2014 appelait « l'appareil des soldats », il a pris énormément de clichés lors de la guerre. Il doit être, en France, un des rares dentistes à avoir ramené autant de photographies. Ses clichés ont été soigneusement confiés par Daniel Petit et son épouse au Pôle lorrain de l'Image à Nancy.

Dans cette partie, nous avons reconstitué, grâce à ses photographies et au témoignage recueilli auprès de son fils, le parcours d'Henri Petit en nous concentrant d'abord sur sa jeunesse et ses études puis sur son implication durant la Première Guerre mondiale.

2.1. Sa jeunesse

La famille Petit est originaire de Waldweistroff en Moselle (pays des trois frontières). Après l'annexion de 1870, la famille opte pour la France le 16 mai 1872 et s'installe à Nancy. Elle sera composée de trois enfants : l'aîné Marcel, puis Henri (le 18 mars 1885) et enfin André.

En 1888, le père, Théophile Petit, devient directeur de l'École primaire supérieure commerciale et industrielle. À l'issue de la formation élémentaire et à côté du collège classique, cette filière donne aux enfants des classes moyennes une solide formation professionnelle et générale, sans les éloigner « du genre de vie auquel ils sont presque tous destinés ». Cette école fournissait un enseignement technique en fonction des besoins professionnels à Nancy. Par exemple, des sculpteurs sur bois ont été formés à la demande de Louis Majorelle. En 1900, Théophile rédige une monographie sur l'École primaire supérieure à l'attention du ministre de l'Instruction publique (Petit, 1900).

2.2. Sa formation en chirurgie-dentaire

À la suite de la loi « Brouardel » de 1892 (règlementant la pratique de la médecine et de la dentisterie), le doyen Gross obtient la création d'un institut dentaire au sein de la Faculté de Médecine (Westphal, 2008). La rentrée est prévue à l'automne 1901 et le directeur Armand Rosenthal, brutalement décédé, sera alors remplacé par son fils René (Westphal, 2012).

Puisque Théophile Petit avait l'habitude de recruter des élèves pour son école, il lui a été demandé de trouver quatre ou cinq jeunes élèves pour faire de la dentisterie.

Henri Petit se révélait être adroit de ses mains et bien qu'il fût destiné à suivre une formation à l'École des Arts et Métiers, son frère aîné Marcel, médecin militaire, le proposa à cette formation. Il est ainsi affecté à ce petit groupe de futurs dentistes qui constituera la première promotion de chirurgiens-dentistes de Nancy.

Sa formation durera 3 ans et il obtient le titre de chirurgien-dentiste le 18 juillet 1904. Il est alors âgé de 19 ans.

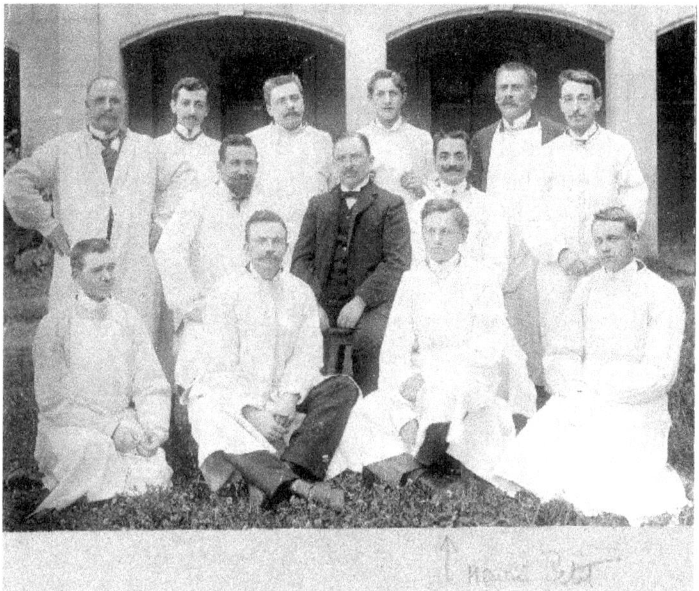

Figure 20 : La première promotion issue de l'Institut dentaire de la Faculté de Médecine de Nancy (1904). Henri Petit est au premier rang, le second en partant de la droite, au côté des trois autres étudiants de la promotion. © Henri Petit, collection privée léguée par Daniel Petit et son épouse Claudine au Pôle régional de l'Image en Grand Est (IMAGE'EST).

Il travaille d'abord en tant qu'opérateur pendant deux ans au sein du cabinet du Dr Gilles (docteur en médecine praticien en dentisterie), avant d'être incorporé en octobre 1906 (Rousseau, 2003).

Après ses deux années de service militaire obligatoire au 79e Régiment d'Infanterie de Nancy (qui était également basé à Neufchâteau), il passe dans la réserve avec le grade de soldat de 1re classe.

Henri Petit ouvre ensuite son premier cabinet, le 1er octobre 1908, rue du Faubourg Saint-Jean à Nancy (ce qui correspond à présent à l'angle de l'avenue Foch et de l'avenue Saint-Léon).

À l'époque, la tenue conventionnelle du dentiste était composée d'une veste et d'un pantalon noirs, accompagnés d'une cravate ou d'un nœud papillon.

La photographie de son cabinet dentaire souligne son apparent souci de l'excellence et un mode d'exercice huppé.

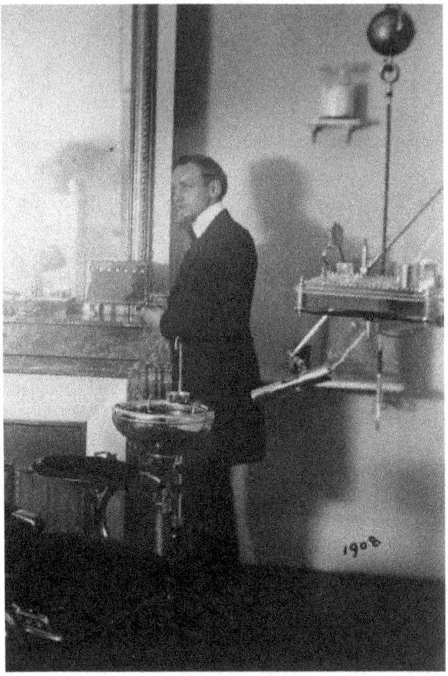

Figure 21 : Henri Petit portant la tenue conventionnelle des chirurgiens-dentistes dans les années 1900. © Henri Petit, IMAGE'EST

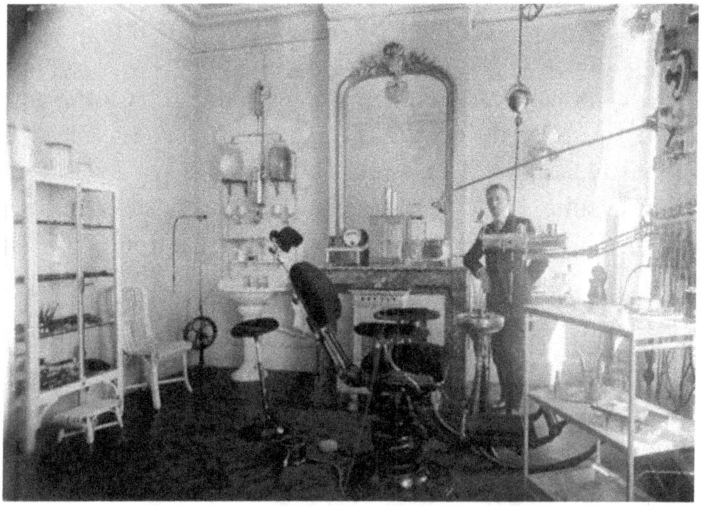

Figure 22 : Henri Petit dans son premier cabinet dentaire à Nancy,
© Henri Petit, IMAGE'EST

2.3. Son implication durant la guerre

2.3.1. 79e Régiment d'Infanterie

Dès le début de la guerre, Henri Petit est mobilisé comme soldat de 1re classe. Le 02 août 1914, il est affecté au 79e R.I. Comme la plupart des anciens de la Grande Guerre, il évoquait peu cette période de son histoire. D'après Daniel Petit, son père préférait raconter des petites anecdotes sur des situations incongrues auxquelles il avait pu être confronté, par exemple des incohérences aberrantes de logistique dans la livraison de matériel vers l'Avant.

Alors qu'il participe aux combats dans la Somme, Henri Petit est blessé le 25 septembre 1914 à Cappy, touché aux poumons par des éclats d'obus qu'il conservera toute sa vie. En effet, son frère Marcel, médecin militaire à Lyon, lui avait conseillé de ne pas se faire opérer pour les retirer du fait du risque infectieux. Daniel Petit nous a décrit les circonstances de cette blessure : « Au début de la guerre, mon père [Henri Petit] parlait avec un médecin du régiment, et tout d'un coup, il le voit bouche ouverte, plus de dents… ». Un obus avait arraché l'arrière du crâne du malheureux médecin et Henri Petit en avait alors reçu des éclats.

Par la suite, Henri Petit se retrouve à des postes de plus en plus spécialisés, mais toujours à proximité du front.

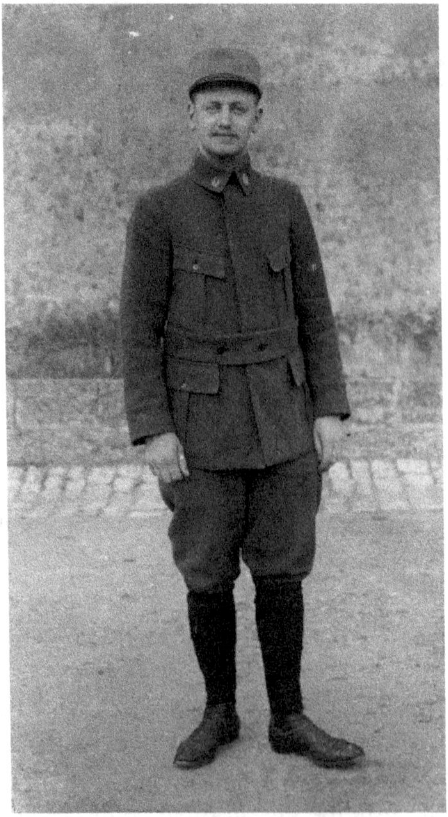

Figure 23 : Henri Petit en uniforme militaire,
© Henri Petit, IMAGE'EST

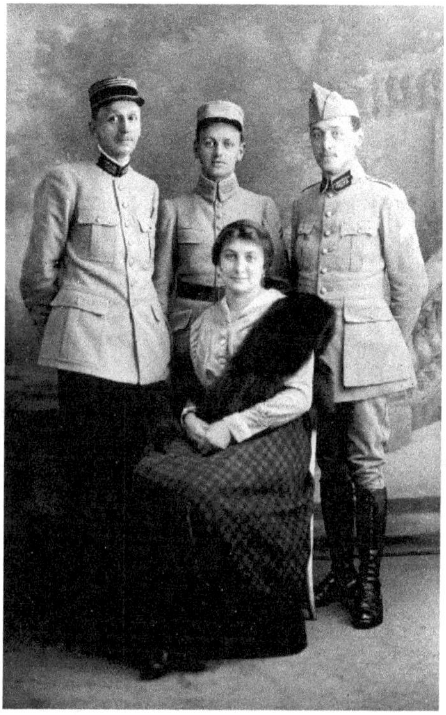

Figure 24 : Marcel, Henri et André Petit sont au second plan, derrière Lucienne Rauch, l'épouse d'Henri, © Henri Petit, IMAGE'EST

2.3.2. Caserne de Landremont

Henri Petit est nommé infirmier en mars 1915 et est affecté pour sa convalescence au Dépôt des Armées de Lorraine (DAL) jusqu'en juin 1916, au sein de la caserne de Landremont à Nancy (située dans l'actuelle rue du Sergent Blandan).

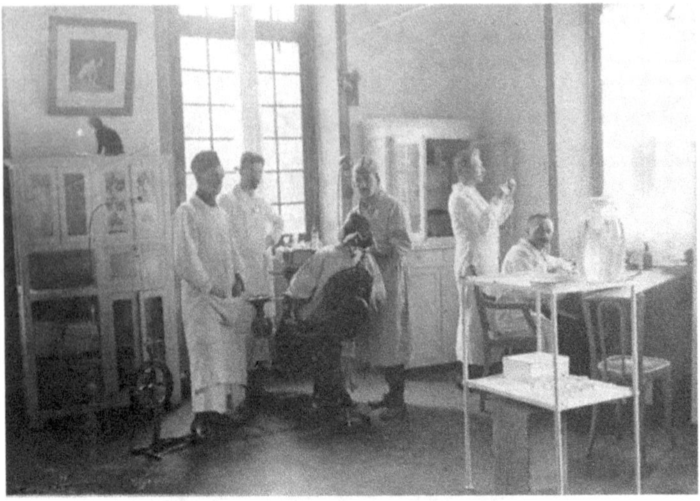

Figure 25 : Le cabinet dentaire à la caserne de Landremont,
© Henri Petit, IMAGE'EST

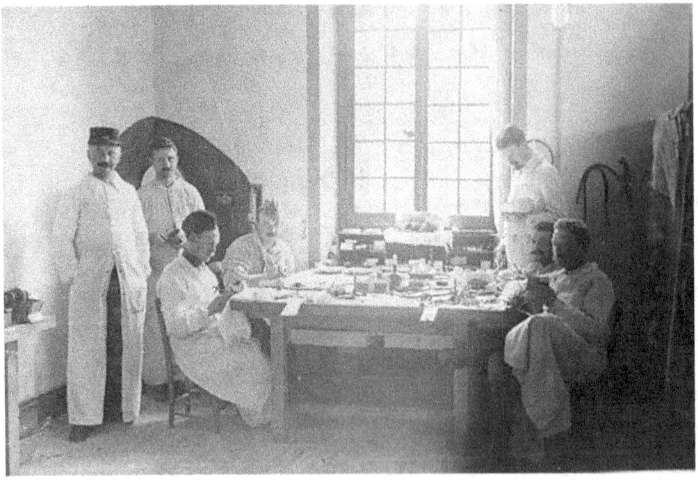

Figure 26 : L'atelier de prothèse à la caserne de Landremont. Henri Petit est assis à gauche, en train de préparer un modèle,
© Henri Petit, IMAGE'EST

2.3.3. 74e Division d'Infanterie de l'ambulance 1/44

De 1916 à 1918, il participe, en tant qu'adjudant-dentiste militaire, au Groupement des brancardiers divisionnaires de la 74e division d'infanterie de l'ambulance 1/44 qui regroupe les cabinets dentaires de garnison, les centres hospitaliers avec services de chirurgie et de prothèse maxillo-faciale ainsi que les ambulances à cheval.

Cette ambulance est d'abord installée au Château de Morey (Meurthe-et-Moselle) de juin à juillet 1916.

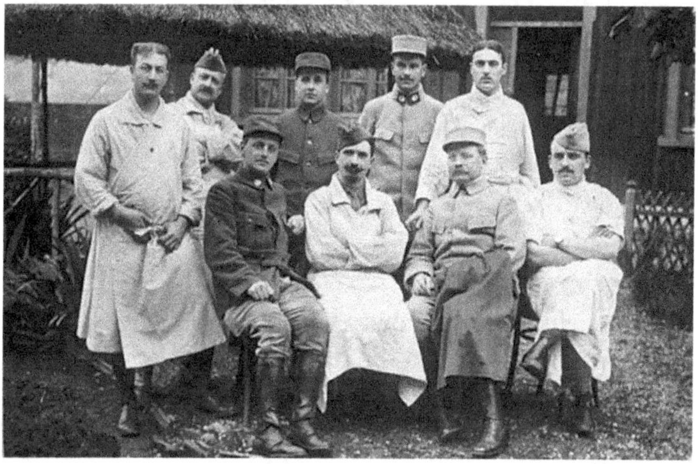

Figure 27 : Le personnel du cabinet dentaire au Château de Morey, © Henri Petit, IMAGE'EST

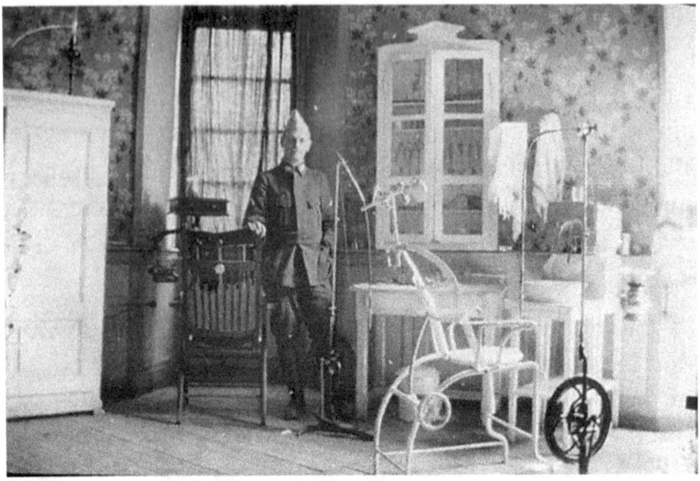

Figure 28 : Henri Petit, à l'intérieur d'un service dentaire en juillet 1916 au château de Morey, © Henri Petit, IMAGE'EST

2.3.4. Centre hospitalier de Dugny

Henri Petit rejoint le centre hospitalier de Dugny (Meuse) en octobre 1916. Situé au sud de Verdun, ce centre comporte des tentes pour l'hospitalisation des blessés et plusieurs salles d'opérations installées dans la Maison Navel ou dans des baraquements.

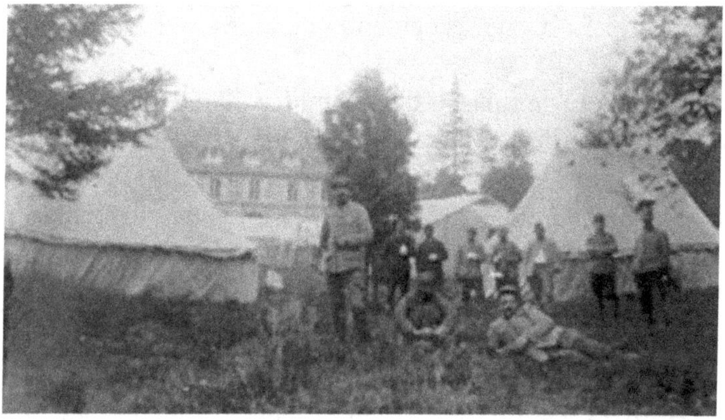

Figure 29 : Parc de la maison Navel à Dugny (Meuse),
© Henri Petit, IMAGE'EST

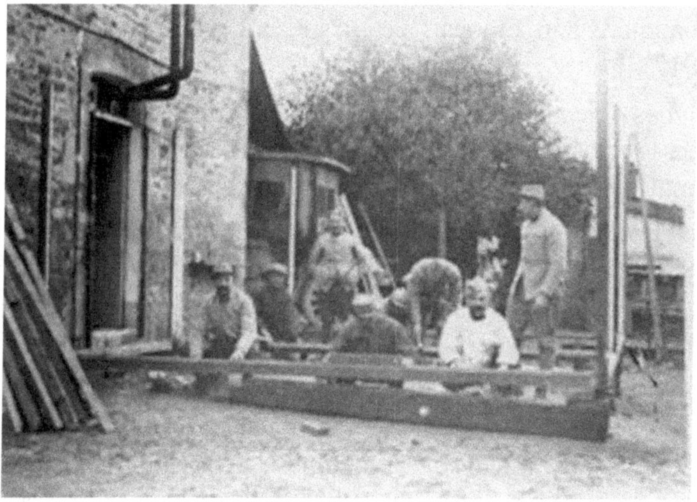

Figure 30 : Montage d'une salle d'opération à Dugny,
© Henri Petit, IMAGE'EST

2.3.5. Congrès dentaire interalliés de 1916

Henri Petit fait partie des membres adhérents du congrès dentaire interalliés comme l'atteste la présence de son nom en page 21 dans le compte rendu rédigé par Georges Villain, secrétaire général de ce Congrès (actuellement disponible sur le site de la Bibliothèque inter-universitaire de Santé de Paris).

Ce congrès s'est déroulé du 10 au 13 novembre 1916 à l'École dentaire de Paris (située au 45 rue de la Tour-d'Auvergne). S'y sont réunies les personnes ayant participé à la réforme dentaire militaire et au développement des différents services, notamment les centres de traitement des blessés des maxillaires et de la face. La liste des membres éminents est notifiée au début du document. 757 membres étaient présents sur les 946 adhérents. Parmi les adhérents, on dénombre 856 Français et 16 sociétés adhérentes (Villain, 1917).

Les objectifs de ce congrès sont multiples. D'abord, légitimer les créations des structures dentaires, considérées pendant longtemps comme inutiles. Puis rechercher des améliorations à apporter dans leurs organisations grâce au recul de ces deux dernières années. Enfin assurer l'organisation d'après-guerre.

L'ensemble des actes ont été rassemblés et publiés par Georges Villain en 1917 en deux tomes dont l'ensemble constitue au total 1600 pages et 1100 figures (Villain, 1917 ; Riaud, 2012).

Henri Petit a réalisé une communication durant le congrès afin de présenter le fonctionnement du service dentaire de sa division.

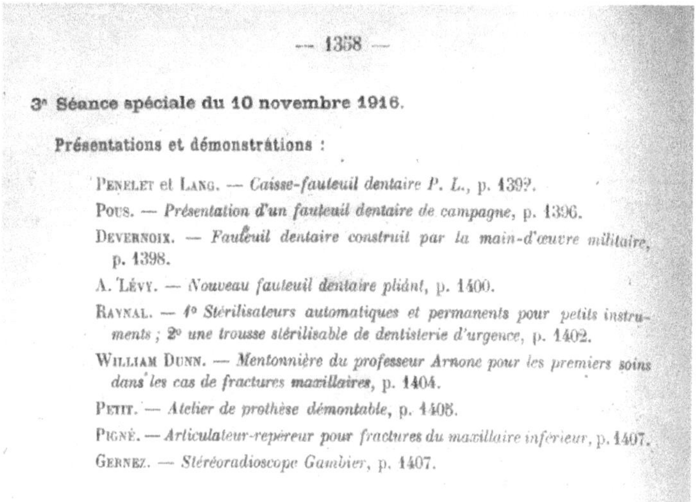
— 1358 —

3ᵉ Séance spéciale du 10 novembre 1916.

Présentations et démonstrations :

PENELET et LANG. — *Caisse-fauteuil dentaire P. L.*, p. 139?.

POUS. — *Présentation d'un fauteuil dentaire de campagne*, p. 1396.

DEVERNOIX. — *Fauteuil dentaire construit par la main-d'œuvre militaire*, p. 1398.

A. LÉVY. — *Nouveau fauteuil dentaire pliant*, p. 1400.

RAYNAL. — *1° Stérilisateurs automatiques et permanents pour petits instruments ; 2° une trousse stérilisable de dentisterie d'urgence*, p. 1402.

WILLIAM DUNN. — *Mentonnière du professeur Arnone pour les premiers soins dans les cas de fractures maxillaires*, p. 1404.

PETIT. — *Atelier de prothèse démontable*, p. 1405.

PIGNÉ. — *Articulateur-repéreur pour fractures du maxillaire inférieur*, p. 1407.

GERNEZ. — *Stéréoradioscope Gambier*, p. 1407.

Figure 31 : Sommaire des présentations réalisées lors de la séance spéciale du 10 novembre 1916. Congrès dentaire interalliés 1916 -- Paris / Villain. Licence ouverte, BIU Santé. Cote : 203197. (https://www.biusante.parisdescartes.fr/histmed/medica/cote?92939)

Lors de la séance spéciale du 10 novembre, il a ainsi mis en avant le fonctionnement de ses créations à savoir un bureau-secrétaire et un atelier de prothèse démontable. Il en a aussi profité pour exprimer sa gratitude concernant « l'appui qu'il a trouvé auprès de ses chefs hiérarchiques » (Petit, 1917).

Les photographies suivantes sont celles figurant dans le compte rendu du Congrès.

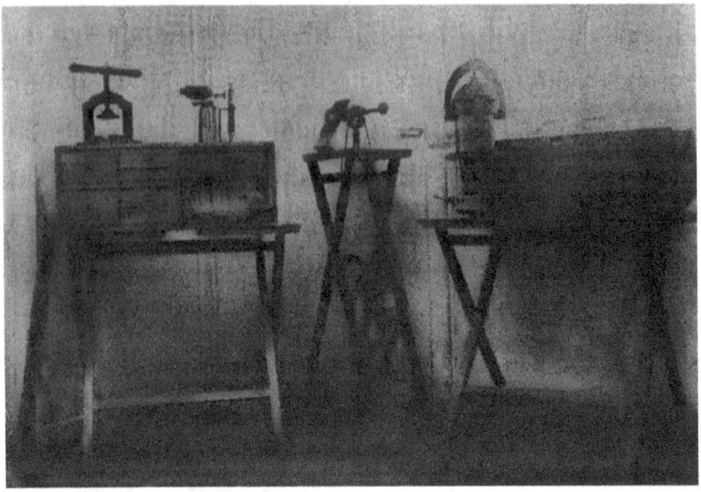

Figure 32 : Atelier de prothèse monté avec table à plâtre, tour et établi (Henri Petit). Congrès dentaire interalliés 1916 -- Paris / Villain. Licence ouverte, BIU Santé. Cote : 203197. (https://www.biusante.parisdescartes.fr/histmed/medica/cote?92939)

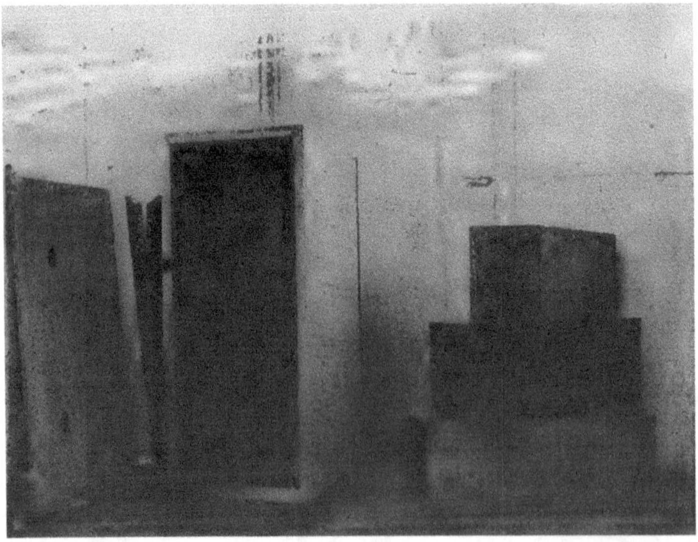

Figure 33 : Atelier de prothèse et bureau-secrétaire prêts à l'embarquement (Henri Petit). Congrès dentaire interalliés 1916 -- Paris / Villain. Licence ouverte, BIU Santé. Cote : 203197. (https://www.biusante.parisdescartes.fr/histmed/medica/cote?92939)

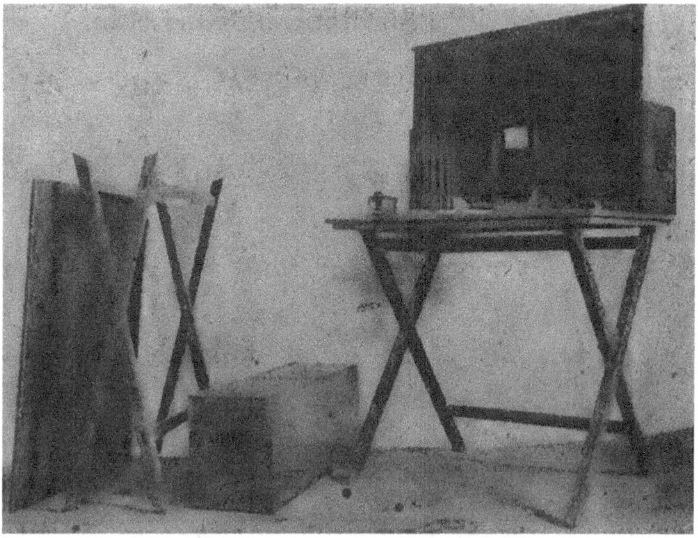

Figure 34 : Bureau-secrétaire monté et démonté (Henri Petit). Congrès dentaire interalliés 1916 -- Paris / Villain. Licence ouverte, BIU Santé. Cote : 203197. (https://www.biusante.parisdescartes.fr/histmed/medica/cote?92939)

2.3.6. Centre hospitalier de Verdun

Il rejoint ensuite le centre hospitalier de Verdun en février 1917, en particulier la maison Nathan dans laquelle un service dentaire cohabite avec une salle de triage où l'on sépare les morts des blessés.

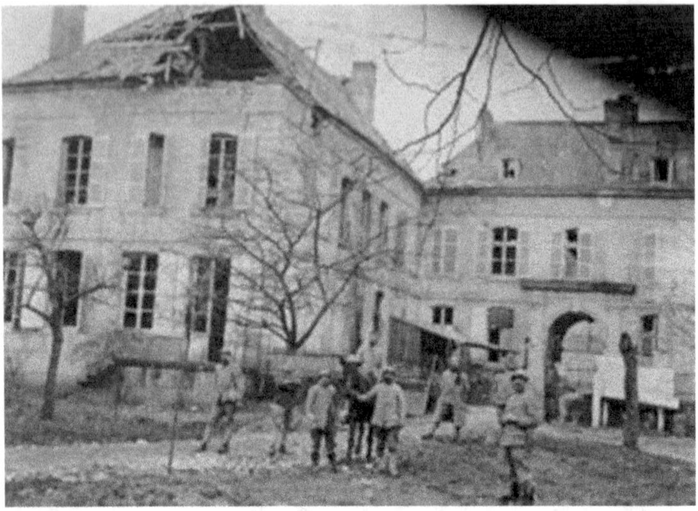

Figure 35 : Maison Nathan à Verdun, © Henri Petit, IMAGE'EST

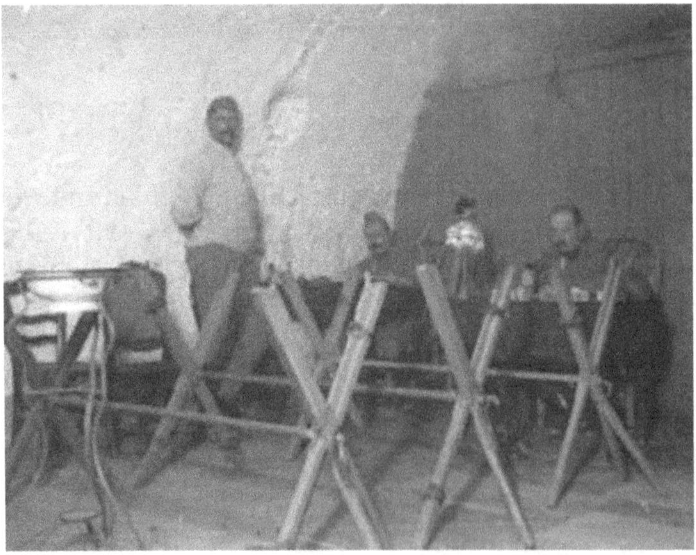

Figure 36 : Salle de garde dans la Maison Nathan (Verdun), © Henri Petit, IMAGE'EST

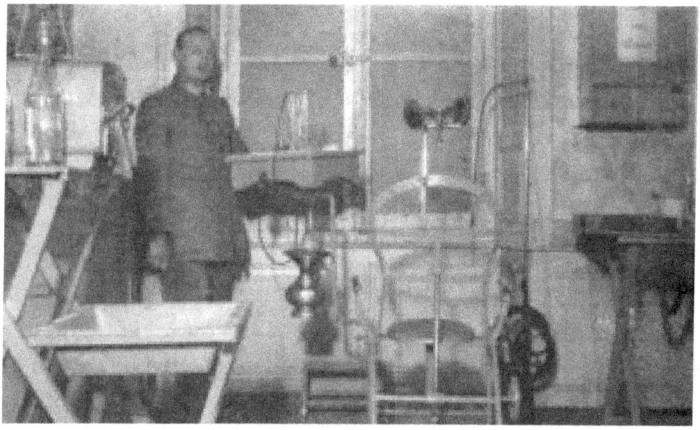

Figure 37 : Cabinet dentaire dans la Maison Nathan (Verdun)
© Henri Petit, IMAGE'EST

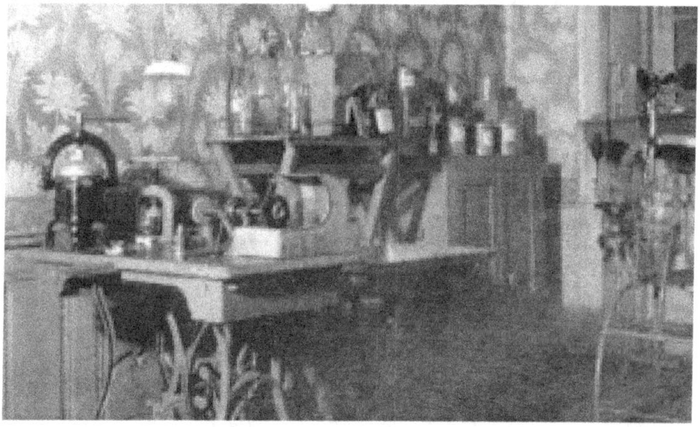

Figure 38 : Cabinet de prothèse dans la Maison Nathan (Verdun)
© Henri Petit, IMAGE'EST

2.3.7. Centre dentaire de Pévy

Henri Petit se retrouve au centre dentaire de Pévy, situé près de Reims d'août à septembre 1917. Ce centre dispose d'un poste de secours, d'un cabinet, d'un atelier et d'un laboratoire.

Sur les photographies, on retrouve une partie du matériel qui était installé au sein de la maison Nathan (Verdun), notamment le tour à polir. La machine à coudre sur laquelle il repose fournit l'énergie motrice nécessaire à la finition des prothèses.

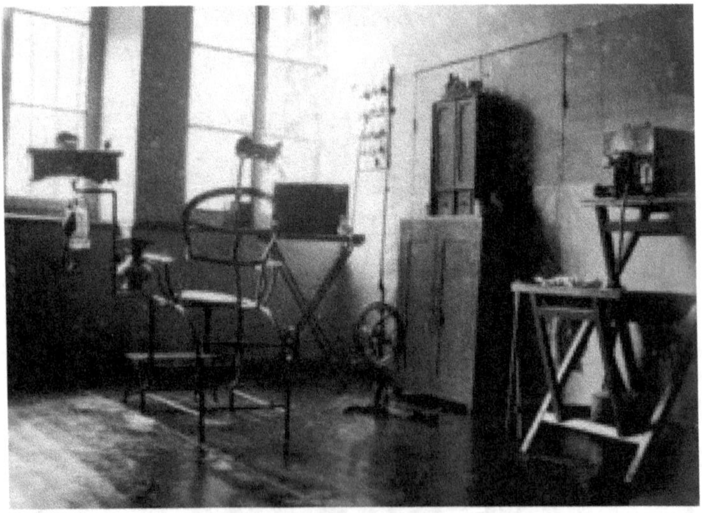

Figure 39 : Cabinet dentaire de Pévy en 1917, © Henri Petit, IMAGE'EST

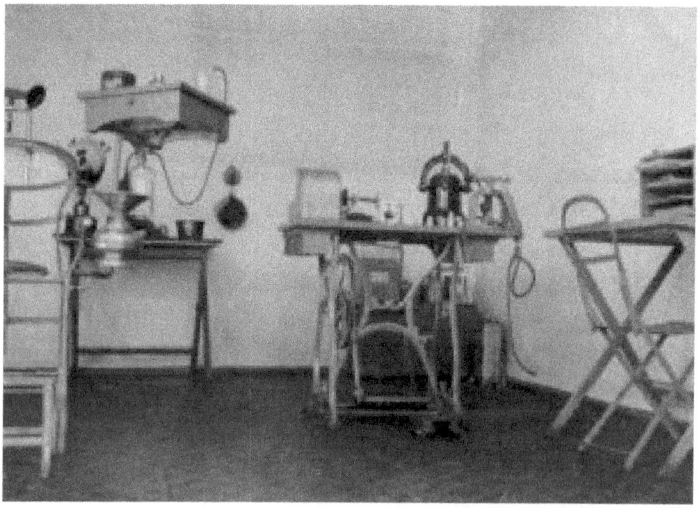

Figure 40 : L'atelier de Pévy, © Henri Petit, IMAGE'EST

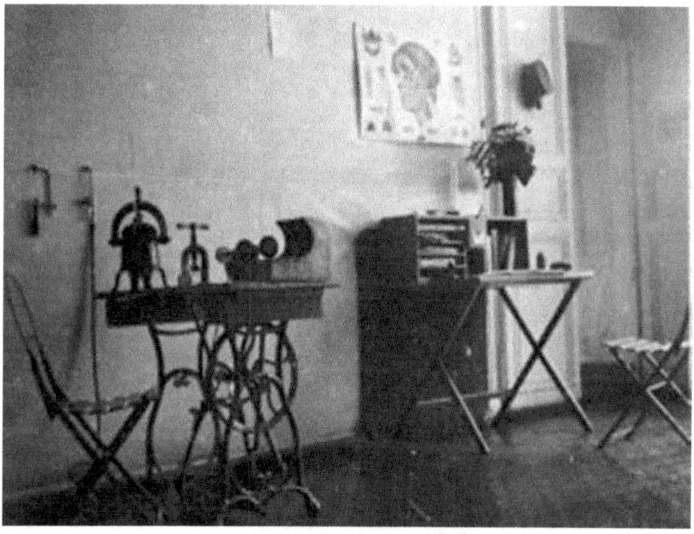

Figure 41 : Le laboratoire de Pévy, © Henri Petit, IMAGE'EST

2.3.8. Fin de la guerre : vers le retour à la vie civile

Le 11 septembre 1917, Henri Petit est décoré de la Croix de guerre avant de servir en octobre 1917, l'ambulance de stomatologie n°2 située à Ambly-sur-Meuse. Lors de la remise de la Croix de guerre, ordre n°234 du 74e R.I, il s'est vu attribué la citation suivante : « Dentiste régimentaire qui, au cours des opérations offensives de 1918, a secondé en toutes circonstances le médecin-chef, se prodiguant sans compter dans le service qui lui avait été confié » (Lecomte et Tristan, 2010).

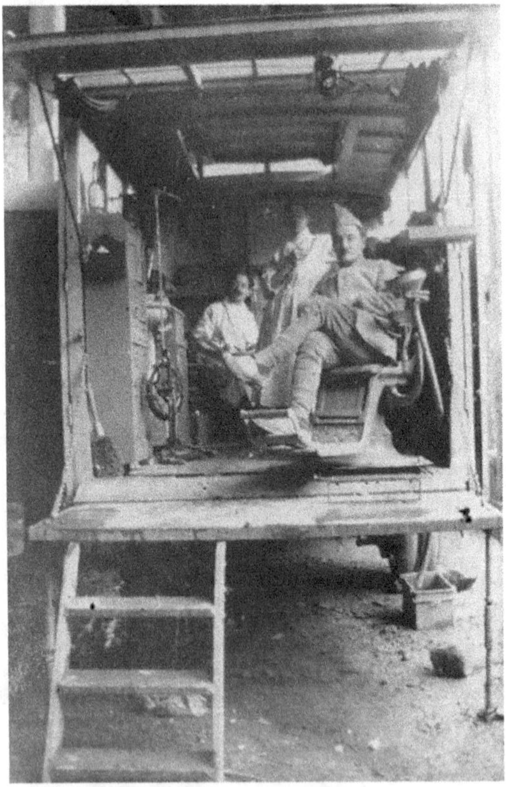

Figure 42 : Henri Petit présentant le véhicule sanitaire de stomatologie N°2, © Henri Petit, IMAGE'EST

En 1918, il est nommé chirurgien-dentiste de 1re classe au grade de lieutenant et participe aux combats de Monchy-Humières près de Compiègne. Son congé de démobilisation survient le 12 mars 1919. Il est suivi de l'ouverture de son second cabinet dentaire situé au 48 rue Gambetta à Nancy (Rousseau, 2003).

Lors des fêtes de l'Armistice de 1930, il reçoit la Légion d'honneur à titre militaire place Carrière à Nancy. Henri Petit s'est éteint le 23 mai 1966 à l'âge de 81 ans.

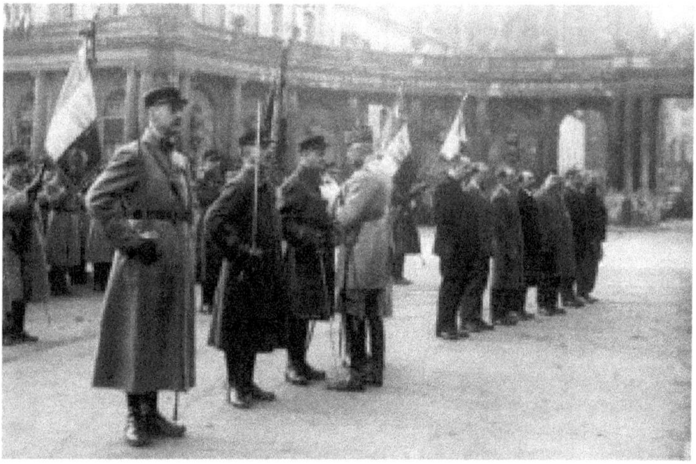

Figure 43 : Fête de l'armistice de 1930 à Nancy lors de laquelle Henri Petit est décoré pour sa conduite exemplaire, © Henri Petit, IMAGE'EST

2.4. Son héritage

Claude Rousseau, grand spécialiste de l'histoire des équipements dentaires a écrit un intéressant article en 2003 sur Henri Petit, essentiellement orienté sur l'agencement des cabinets dentaires, et intitulé « *Henri Petit, créateur d'un cabinet en 1908, dentiste de l'ambulance 1/44 pendant la Grande Guerre* »

Claude Rousseau avait découvert la famille Petit en passant à la faculté de Nancy pour assister à une thèse. À l'époque, une grande vitrine se situait dans le couloir de la faculté et elle était remplie de divers objets, du matériel dentaire essentiellement, dont la plupart avaient été donnés par Claudine Petit, l'épouse de Daniel. Henri Petit est également cité par Xavier Riaud dans son ouvrage de 2008 et par Lecomte et Tristan dans leur publication de 2010.

Lorsque l'on traite du sujet des dentistes durant la Première Guerre mondiale, Henri Petit apparaît comme une figure incontournable en raison de son investissement tant professionnel que militaire. Les nombreuses photographies qu'il a réalisées, tel un véritable récit, nous ont aidée à retracer cette période de l'histoire.

Conclusion

Une France meurtrie

Le bilan de la guerre est extrêmement lourd. Côté français, on estime les pertes humaines à près de 1,4 million et plus de 4 millions de blessés.

Les blessures provoquées par les obus et les balles sont particulièrement mutilantes. 15 % des blessures ont été faites à la face et on dénombre environ 15 000 soldats français défigurés (Blanc, 2016). Ces « Gueules cassées » sont souvent rejetées lors de leur retour à la vie civile car ils sont l'incarnation d'une guerre que tout le monde souhaiterait oublier. Chirurgiens maxillo-faciaux, dentistes et artistes se mobilisent pour rendre la vie de ces blessés plus supportable, constituant ainsi les prémices de la chirurgie réparatrice (Rochette et Margerit, 2010).

Le 28 juin 1919, Georges Clémenceau convie cinq « gueules cassées » à Versailles, pour assister à la signature du Traité. Les dirigeants de chaque pays peuvent ainsi croiser le regard de ces hommes aux visages stigmatisés par la guerre, rappelant toute la violence et les atrocités de celle-ci. Les signataires sont unanimes, il est inconcevable qu'une telle chose se produise à nouveau, ce doit être la « Der des Der »…

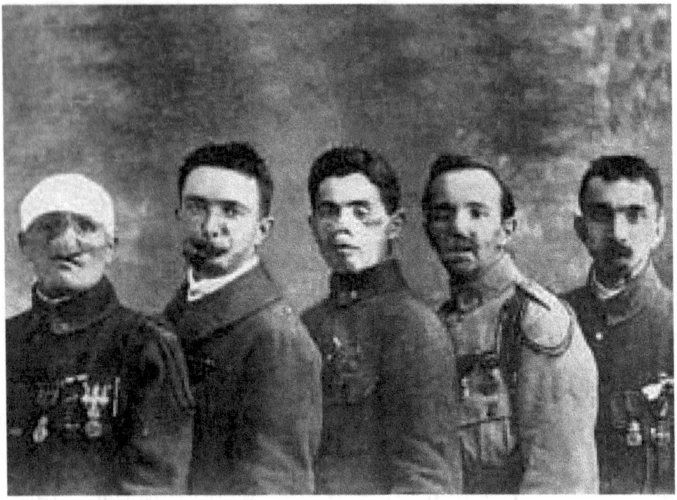

Figure 44 : Congrès de la Paix, Versailles 28 juin 1919 : délégation des mutilés français. Licence ouverte, BIU Santé Médecine (https://www.biusante.parisdescartes.fr/histmed/image?CISA1106)

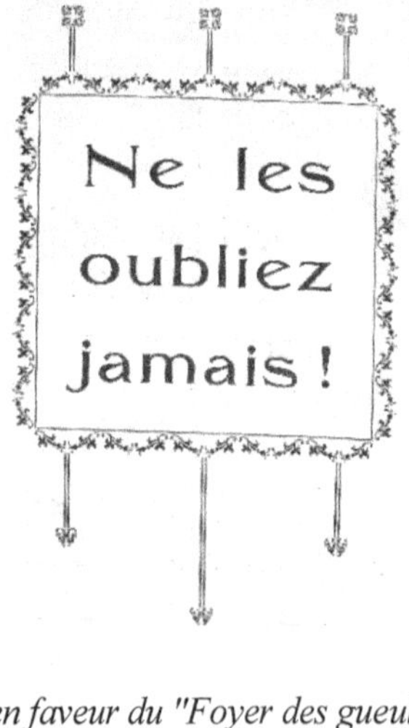

Figure 45 : Appel en faveur du "Foyer des gueules cassées" (1926), par Georges Gelly, chef de clinique à l'École dentaire de France, médaillé militaire, croix de guerre, médaille d'honneur de l'Assistance publique, conseiller technique de l'Union des blessés de la face. Licence ouverte, BIU Santé. (https://www.biusante.parisdescartes.fr/histmed/image?med156766x306x016x0055)

UN SERVICE DE SANTÉ EN PLEINE DÉROUTE

Au début de la guerre, le Service de Santé est préparé à une guerre courte où l'offensive doit primer. Les soldats blessés sont évacués depuis le front, puis triés selon la sévérité de leurs blessures, avant d'être transférés vers l'Arrière ou dans la zone de l'Intérieur. Mais l'afflux incessant de blessés engorge les postes de secours et le Service de Santé se retrouve très rapidement submergé. Avec la stabilisation du front, sa restructuration est nécessaire et le soldat est alors soigné au plus près des lignes du front.

Les nombreuses pathologies bucco-dentaires dont souffrent les soldats ont contribué à l'engorgement des différents postes de secours. Cela a permis de rappeler la nécessité des soins dentaires en temps de guerre et de mettre en avant le rôle des dentistes.

UNE ACTIVITÉ DIVERSIFIÉE POUR LES DENTISTES

Impliqués sur le front comme à l'arrière, les dentistes ont soigné plusieurs dizaines de milliers de soldats et sensibilisé à l'hygiène bucco-dentaire des millions de métropolitains et de coloniaux mobilisés. On estime entre 2000 et 2500 personnels engagés dans ces services dentaires et de stomatologie (Salf et Augier, 1996). Grâce à une considérable activité prothétique (environ 350 000 prothèses livrées), ce sont près de 250 000 hommes qui ont pu être rendus aptes au combat, soit l'équivalent de quatre corps d'armée en termes d'effectif !

Après la guerre, les dentistes ont poursuivi l'appareillage des soldats édentés, comme il l'a été promis lors du Congrès dentaire interalliés de 1916 et ont aidé à la reconstruction des « Gueules cassées ». Une circulaire du Service de Santé des Armées, émise le 10 février 1919, propose aux dentistes démobilisés de se réengager en tant que dentiste de garnison ou des centres d'édentés. Henri Petit, comme beaucoup de dentistes resteront réservistes.

Les dentistes ont également contribué à l'identification des corps, notamment à l'aide des prothèses retrouvées (Dussourt, 2006). Aujourd'hui encore, plus d'un siècle après la fin du conflit, des corps de soldats disparus et d'autres vestiges de la guerre continuent d'être découverts. Les docteurs Maxime Gatelier et Quentin Lecardinal ont d'ailleurs récemment mené une étude médico-légale et publié un livre à ce sujet. Le travail réalisé par ces deux confrères porte sur des pièces anatomiques et des pièces prothétiques dentaires retrouvées lors des fouilles menées par l'Institut National de Recherches Archéologiques Préventives de Metz (INRAP) à Saint-Rémy-la-Calonne en 1991 et à Spincourt en 2017 (Gatelier et Lecardinal, 2022).

Une reconnaissance difficile du dentiste militaire

Le dévouement de ces dentistes et les nombreuses pétitions ont permis une reconnaissance, bien que tardive, de leur fonction de la part de l'État français et du Service de Santé des Armées. Ainsi, leur grade a bien évolué depuis le début de la guerre, passant de celui de simple soldat au grade d'adjudant une fois le statut de dentiste militaire reconnu en 1916. À partir du 18 octobre 1918, donc peu de temps avant la fin de la guerre, leur grade a encore évolué. On différencie alors les dentistes auxiliaires (grade équivalant à celui d'adjudant), les dentistes de 2e classe (correspondant au grade de sous-lieutenant) et les dentistes de 1re classe (assimilés aux lieutenants). Néanmoins, ce statut n'est pas acquis pour autant. En effet, dès 1919 les dentistes auxiliaires sont exclus du statut d'officier et les effectifs des dentistes de 2e et 1re classe sont revus à la baisse. La fin de l'année 1919 marque la disparition du corps des dentistes militaires d'active (Barcikowski, 2007). La lutte pour une juste reconnaissance du titre de dentiste militaire a dû se poursuivre tout au long du XXe siècle…

Remerciements

Je remercie sincèrement le Dr Yasukawa Kazutoyo, doyen de la faculté d'odontologie de Lorraine, pour m'avoir fait l'honneur de rédiger la préface de cet ouvrage. Merci pour votre bienveillance et vos enseignements durant mes années d'études.

Un grand merci au Dr Xavier Riaud, responsable de la collection « Médecine à travers les siècles » aux éditions L'Harmattan pour nous avoir donné l'opportunité de publier ce livre et de mettre en avant l'histoire de notre profession.

Mes remerciements à la famille Petit et à titre posthume à Daniel Petit qui nous a quittés le 31 décembre 2016. Je remercie à nouveau ce confrère, qui au crépuscule de sa vie, m'a reçu et consacré de son temps pour témoigner une dernière fois de l'histoire de son père. Je garde de notre entrevue un souvenir chargé d'émotions.

Mes remerciements au Dr Alain Westphal, secrétaire général de la Société Française d'Histoire de l'Art Dentaire (SFHAD) pour m'avoir permis de rencontrer monsieur Daniel Petit ainsi que pour ses enseignements en histoire de l'odontologie. Merci de m'avoir donné l'occasion de présenter notre travail devant les membres de la SFHAD lors du congrès de 2017.

Merci à L'Académie Nationale de Chirurgie-Dentaire (ANCD) pour la reconnaissance de ma thèse d'exercice.

Merci à monsieur Blaise Aurora (Responsable des fonds photographiques au Pôle Régional de l'Image en Grand-Est) et à son prédécesseur Jean Pierre Puton pour avoir mis à disposition les numérisations des photographies d'Henri Petit.

Merci au Dr Hugues Thomas (co-responsable du Diplôme universitaire d'identification en odontologie médico-légale à la faculté d'odontologie de Lorraine) et à Monsieur Frédéric Adam (archéo-anthropologue, chargé de recherche et d'opérations à l'INRAP) d'avoir accepté que leurs travaux de recherche sur les pièces exhumées figurent dans cet ouvrage.

Merci à madame Isabelle Bergot, responsable du centre de documentation du Mémorial de Verdun pour sa disponibilité.

Enfin je remercie chaleureusement l'ensemble de ma famille pour leur amour et leur soutien.

Références bibliographiques

1. Albert F, Bouchor M, Maunoury J, Abadie J, Bertillon J, Brieux, et al. Science et Dévouement. Le service de santé - La Croix Rouge - Les œuvres de solidarité de guerre et d'après-guerre. Aristide Quillet. Paris ; 1918. 430 p.
2. Barcikowski C. Les chirurgiens-dentistes « Morts pour la France » pendant la Grande Guerre [Thèse de chirurgie-dentaire]. [Paris] : Université René Descartes (Paris V). Faculté de chirurgie-dentaire ; 2007. 75 p.
3. Bernal JD. The social function of science. London : Faber and Faber; 2010. 528 p.
4. Gatelier M, Lecardinal Q. Prothèses dentaires de soldats de la Première Guerre mondiale : Étude médico-légale. Paris : l'Harmattan ; 2022. 96 p.
5. Gendre D. Les chirurgiens-dentistes au début de la Grande Guerre. Brancardiers, infirmiers, ambulanciers, un épisode méconnu [Thèse de chirurgie-dentaire]. [Paris] : Université René Descartes (Paris V). Faculté de chirurgie dentaire ; 2007. 72 p.
6. Hagelstein M, Westphal A, Fontaine A. Un dentiste nancéien lors de la Première Guerre mondiale : Henri Petit (1885-1966). Actes SFHAD. 2017 ; (22) : 18-23.
7. Lavy G, Audoin-Rouzeau S. Ma Grande Guerre. Paris : Larousse ; 2014. 318-XVII p.
8. Maufrais L. J'étais médecin dans les tranchées : août 1914 - juillet 1919. Paris : Laffont ; 2008. 331 p.
9. Mignon A. Le service de santé pendant la guerre 1914-1918. Tome IV, L'évolution du service de santé pendant la guerre 1914-1918. Paris : Masson & Cie ; 1927. 831 p.
10. Morillon M, Falabrègues JF. Le Service de santé, 1914-1918. Paris : Giovanangeli ; 2014. 158 p.
11. Riaud X. Première Guerre mondiale et stomatologie : des praticiens d'exception. Paris : L'Harmattan ; 2008. 220 p.
12. Roussel G. Le chirurgien-dentiste aux armées. [Thèse de chirurgie dentaire]. [Strasbourg] : Université de Strasbourg. Faculté de chirurgie-dentaire ; 1977, 47 p.

Références bibliographiques électroniques

13. Assemblée nationale. Justin Godart [Internet]. 2019 [cité 10 sept 2022]. Disponible sur : https://www2.assemblee-nationale.fr/sycomore/fiche/%28num_dept%29/3460
14. Bazot M. Des médecins dans la Grande Guerre. Le courage et la peur. Méd Armées [Internet]. 2016 [cité 13 sept 2021] : 44(1) : 5-10. Disponible sur : https://www.calameo.com/read/0003547853e3dfe5082d0
15. Becavin G. De l'utilité du dentiste aux armées [Internet]. Dans : Villain G. Congrès dentaire interalliés, 10-11-12-13 novembre 1916... : Comptes rendus. Paris : Impr. Chaix ; 1917 [cité 26 nove 2021]. p. 1177-78. Disponible sur : http://archive.org/details/BIUSante_92939
16. Blanc JL. Prise en charge des blessés de la face dans la XVe région militaire. Méd Armées [Internet]. 2016 [cité 13 sept 2021] : 44(1) : 49-54. Disponible sur : https://www.calameo.com/read/0003547853e3dfe5082d0
17. Bloch A. De l'évacuation des blessés de la face avec lésions des mâchoires [Internet]. Dans : Villain G. Congrès dentaire interalliés, 10-11-12-13 novembre 1916... : Comptes rendus. Paris : Impr. Chaix ; 1917 [cité 10 mai 2022]. p. 156-61. Disponible sur : http://archive.org/details/BIUSante_92939
18. Bruschera L. Les services dentaires aux armées (zone de l'avant) [Internet]. Dans : Villain G. Congrès dentaire interalliés, 10-11-12-13 novembre 1916... : Comptes rendus. Paris : Impr. Chaix ; 1917 [cité 17 juin 2022]. p. 1229-36. Disponible sur : http://archive.org/details/BIUSante_92939
19. Capel J, Linon P. Les évacuations sanitaires. Méd Armées [Internet]. 2016 [cité 13 sept 2021] : 44(1) : 30-35. Disponible sur : https://www.calameo.com/read/0003547853e3dfe5082d0
20. Cassé P. L'hygiène individuelle bucco-dentaire du soldat en temps de guerre [Internet]. Dans : Villain G. Congrès dentaire interalliés, 10-11-12-13 novembre 1916... : Comptes rendus. Paris : Impr. Chaix ; 1917 [cité 18 août 2022]. p. 1347-52. Disponible sur : http://archive.org/details/BIUSante_92939

21. Cousin P. Fonctionnement du Service dentaire dans une division d'infanterie [Internet]. Dans : Villain G. Congrès dentaire interalliés, 10-11-12-13 novembre 1916... : Comptes rendus. Paris : Impr. Chaix ; 1917 [cité 15 avril 2022]. p. 1185-87. Disponible sur : http://archive.org/details/BIUSante_92939
22. Delaporte S. La délégation « Les Cinq » gueules cassées » à Versailles, le 28 juin 1919, carte postale [Internet]. [cité 05 sept 2022]. Disponible sur : https://www.biusante.parisdescartes.fr/1418/cadre3.htm
23. Devernoix. Fauteuil dentaire construit par la main-d'œuvre militaire [Internet]. Dans : Villain G. Congrès dentaire interalliés, 10-11-12-13 novembre 1916... : Comptes rendus. Paris : Impr. Chaix ; 1917 [cité 08 mai 2022]. p. 1398-400. Disponible sur : http://archive.org/details/BIUSante_92939
24. Dussourt É. Identification bucco-dentaire et Guerre de 14-18. Actes SFHAD [Internet]. 2006 [cité 16 juin 2022] ; (11) : 43-45. Disponible sur : https://www.biusante.parisdescartes.fr/sfhad/wp-content/uploads/ACTES/ROUEN_2006/2006_09.pdf
25. Élysée. Raymond Poincaré [Internet]. 2018 [cité 10 sept 2022]. Disponible sur : https://www.elysee.fr/raymond-poincare
26. Farret O. La pathologie des tranchées. Méd Armées [Internet]. 2016 [cité 13 sept 2021] : 44(1) : 24-29. Disponible sur : https://www.calameo.com/read/0003547853e3dfe5082d0
27. Fauchard P. Le chirurgien dentiste, ou Traité des dents, où l'on enseigne les moyens de les entretenir propres et saines, de les embellir, d'en réparer la perte et de remédier à leurs maladies... Avec des observations et des réflexions sur plusieurs cas singuliers... Tome second [Internet]. Deuxième édition… Paris : Pierre-Jean Mariette : 1746 [cité 30 mai 2022]. Disponible sur : https://gallica.bnf.fr/ark:/12148/bpt6k6557462f
28. Fays S. Le doyen des Scouts et Guides de France nous a quittés [Internet]. 2017 [cité 10 sept 2022]. Disponible sur : https://www.latoilescoute.net/au-revoir-mr-daniel-petit

29. Ferrandis J. La restructuration du Service de santé aux armées françaises de 1915 à 1918. Méd Armées [Internet]. 2016 [cité 13 sept 2021] : 44(1) : 17-23. Disponible sur : https://www.calameo.com/read/0003547853e3dfe5082d0
30. Frey L. Nécessité d'une organisation d'après-guerre pour le renouvellement et l'entretien des appareils de prothèse restauratrice [Internet]. Dans : Villain G. Congrès dentaire interalliés, 10-11-12-13 novembre 1916... : Comptes rendus. Paris : Impr. Chaix ; 1917 [cité 17 juin 2022]. p. 1205-06. Disponible sur : http://archive.org/details/BIUSante_92939
31. Gaignon A. La pratique de l'art dentaire au front [Internet]. Dans : Villain G. Congrès dentaire interalliés, 10-11-12-13 novembre 1916... : Comptes rendus. Paris : Impr. Chaix ; 1917 [cité 12 fév. 2022]. p. 1305-15. Disponible sur : http://archive.org/details/BIUSante_92939
32. Galtier-Boissière É. Larousse médical illustré de guerre [Internet]. Paris : Larousse ; 1917 [cité 10 déc. 2021]. Disponible sur : https://gallica.bnf.fr/ark:/12148/bpt6k65262060
33. Harding C. The Vest Pocket Kodak was the soldier's camera [Internet]. 2014 [cité 11 sept 2022]. Disponible sur : https://blog.scienceandmediamuseum.org.uk/the-vest-pocket-kodak-was-the-soldiers-camera/
34. Journal officiel de la République française [Internet]. 1916 [cité 19 mars 2022] ; (62). Disponible sur : https://gallica.bnf.fr/ark:/12148/bpt6k6354496t
35. Journal officiel de la République française [Internet]. 1916 [cité 19 mars 2022] ; (63). Disponible sur : https://gallica.bnf.fr/ark:/12148/bpt6k63544977
36. Journal officiel de la République française [Internet]. 1916 [cité 19 mars 2022] ; (332). Disponible sur : https://gallica.bnf.fr/ark:/12148/bpt6k6295316m
37. La Contemporaine. L'organisation des tranchées [Internet]. 2020 [cité 16 août 2022]. Disponible sur : http://www.lacontemporaine.fr/combattre/organisation-des-tranchees

38. Larousse. Crises et guerres des Balkans [Internet]. [cité 10 avril 2021]. Disponible sur : https://www.larousse.fr/encyclopedie/divers/crises_et_guerres_des_Balkans/107279
39. Larousse. Guerre russo-japonaise février 1904 -septembre 1905 [Internet]. [cité 10 avril 2021]. Disponible sur : https://www.larousse.fr/encyclopedie/divers/guerre_russo-japonaise/141839
40. Larousse. Première Guerre mondiale [Internet]. [cité 10 avril 2021]. Disponible sur : https://www.larousse.fr/encyclopedie/divers/Premi%C3%A8re_Guerre_mondiale/122569
41. Lecomte O, Tristan D. Les praticiens des armées dans l'histoire de l'art dentaire. Méd Armées [Internet]. 2010 [cité 11 octo 2021] ; 38(5) : 469-476. Disponible sur : https://fr.scribd.com/document/260932130/3-1-Les-Praticiens-Des-Armees-Dans-l-Histoire-de-l-Art-Dentaire-Lecomte
42. Lemercier M. Projet d'amélioration du Service dentaire aux armées dans les formations de l'avant [Internet]. Dans : Villain G. Congrès dentaire interalliés, 10-11-12-13 novembre 1916... : Comptes rendus. Paris : Impr. Chaix ; 1917 [cité 13 mai 2022]. p. 1340-1342. Disponible sur : http://archive.org/details/BIUSante_92939
43. Levy A. Nouveau fauteuil dentaire pliant [Internet]. Dans : Villain G. Congrès dentaire interalliés, 10-11-12-13 novembre 1916... : Comptes rendus. Paris : Impr. Chaix ; 1917 [cité 08 mai 2022]. p. 1400-01. Disponible sur : http://archive.org/details/BIUSante_92939
44. Levy A. Un service dentaire au front [Internet]. Dans : Villain G. Congrès dentaire interalliés, 10-11-12-13 novembre 1916... : Comptes rendus. Paris : Impr. Chaix ; 1917 [cité 13 mai 2022]. p. 1301-05. Disponible sur : http://archive.org/details/BIUSante_92939
45. Louis XIV. Édit du Roy portant création d'offices de médecins et de chirurgiens des armées du Roy, avec l'État des appointemens qui leur feront payez. [arrêté au Conseil des Finances le 17 janvier 1708]. Registré en Parlement le 7

février 1708 [Internet]. Paris : Impr. Muguet ; 1708 [cité 15 mai 2022]. Disponible sur : https://gallica.bnf.fr/ark:/12148/btv1b86043818
46. Monick G. La dentisterie opératoire dans le service dentaire d'un groupe de brancardiers de corps [Internet]. Dans : Villain G. Congrès dentaire interalliés, 10-11-12-13 novembre 1916... : Comptes rendus. Paris : Impr. Chaix ; 1917 [cité 11 mars 2022]. p. 1187-90. Disponible sur : http://archive.org/details/BIUSante_92939
47. Mussat. L'hygiène buccale dans l'armée [Internet]. Dans : Villain G. Congrès dentaire interalliés, 10-11-12-13 novembre 1916... : Comptes rendus. Paris : Impr. Chaix ; 1917 [cité 26 juin 2022]. p. 1322-24. Disponible sur : http://archive.org/details/BIUSante_92939
48. Olier F. Hôpitaux militaires dans la zone de l'Intérieur (1914-1918). Méd Armées [Internet]. 2016 [cité 13 sept 2021] : 44(1) : 42-48. Disponible sur : https://www.calameo.com/read/0003547853e3dfe5082d0
49. Penelet, Lang. Caisse-fauteuil dentaire [Internet]. Dans : Villain G. Congrès dentaire interalliés, 10-11-12-13 novembre 1916... : Comptes rendus. Paris : Impr. Chaix ; 1917 [cité 08 mai 2022]. p. 1392-95. Disponible sur : http://archive.org/details/BIUSante_92939
50. Pénicaut E. Édit du roi portant création d'offices de médecins et chirurgiens des armées du roi [Internet]. [cité 10 sept 2022]. Disponible sur : https://francearchives.fr/fr/pages_histoire/38891
51. Peniguel. L'histoire du corps des chirurgiens-dentistes des armées. Méd Armées [Internet]. 2012 [cité 24 octo 2021] ; 40(5) : 471-478. Disponible sur : https://docplayer.fr/amp/10483574-L-histoire-du-corps-des-chirurgiens-dentistes-des-armees.html
52. Petit H. Atelier de prothèse démontable [Internet]. Dans : Villain G. Congrès dentaire interalliés, 10-11-12-13 novembre 1916... : Comptes rendus. Paris : Impr. Chaix ; 1917 [cité 08 mai 2022]. p. 1405-07. Disponible sur : http://archive.org/details/BIUSante_92939

53. Petit T (directeur de l'École primaire supérieure de NA du texte. Ville de Nancy : Monographie de l'école primaire supérieure commerciale et industrielle [Internet]. Nancy : Imprimerie coopérative de l'Est ; 1900 [cité 24 juin 2021]. Disponible sur : https://gallica.bnf.fr/ark:/12148/bpt6k9633034t
54. Pous. Présentation d'un fauteuil dentaire de campagne [Internet]. Dans : Villain G. Congrès dentaire interalliés, 10-11-12-13 novembre 1916... : Comptes rendus. Paris : Impr. Chaix ; 1917 [cité 08 mai 2022]. p. 1396-97. Disponible sur : http://archive.org/details/BIUSante_92939
55. Proust A. Traité d'hygiène. Troisième édition, revue et considérablement augmentée [Internet]. Paris : Masson et Cie ; 1902 [cité 17 nove 2021]. Disponible sur : https://gallica.bnf.fr/ark:/12148/bpt6k63753399
56. Regis L. Sur la nécessité de rapporter la circulaire concernant la limitation des instruments mis à la disposition des dentistes divisionnaires [Internet]. Dans : Villain G. Congrès dentaire interalliés, 10-11-12-13 novembre 1916... : Comptes rendus. Paris : Impr. Chaix ; 1917 [cité 13 juil 2022]. p. 1291-94. Disponible sur : http://archive.org/details/BIUSante_92939
57. Riaud X. 1916 : An I du dentiste militaire en France [Internet]. 2012 [cité 18 sept 2021]. Disponible sur : http://verdun-meuse.fr/index.php?qs=fr/ressources/1916-an-i-du-dentiste-militaire-en-france
58. Riaud X. Hommage à l'action de Georges Villain (1881-1938), professeur à l'école dentaire de Paris, pendant la Grande Guerre [Internet]. 2013 [cité 28 juin 2022]. Disponible sur : https://academiedentaire.fr/2013/12/12/hommage-a-laction-de-georges-villain-1881-1938-professeur-a-lecole-dentaire-de-paris-pendant-la-grande-guerre/
59. Robin P. Récupération des édentés [Internet]. Dans : Villain G. Congrès dentaire interalliés, 10-11-12-13 novembre 1916... : Comptes rendus. Paris : Impr. Chaix ; 1917 [cité 13 avril 2021]. p. 1063-74. Disponible sur : http://archive.org/details/BIUSante_92939

60. Rochette V, Margerit J. Les gueules cassées de la Première Guerre mondiale : thérapeutiques prothétiques et chirurgicales. EDP Sciences [Internet]. 2010 [cité 29 août 2022] ; (251) : 261-269. Disponible sur : https://docplayer.fr/10209851-Les-gueules-cassees-de-la-premiere-guerre-mondiale-therapeutiques-prothetiques-et-chirurgicales.html
61. Roger E, Godon C. Code chirurgien-dentiste : explication de la loi du 30 novembre 1892, sur l'exercice de la médecine, en ce qui concerne exclusivement les Chirurgiens-Dentistes [Internet]. Paris : J.-B Baillière et Fils, Libraires ; 1893 [cité 16 juin 2022]. Disponible sur : https://wellcomecollection.org/works/e8ak2f3z
62. Rousseau C. Henri Petit, créateur d'un cabinet en 1908, dentiste de l'ambulance 1/44 pendant la Grande Guerre. Bull. Acad. Natle Chir. Dent. [Internet]. 2003 [cité 17 sept 2021] ; (46) : 51-59. Disponible sur : https://docplayer.fr/2790713-Henri-petit-createur-d-un-cabinet-en-1908-dentiste-de-l-ambulance-1-44-pendant-la-grande-guerre.html
63. Rousseau C. Les années 1910 (1re partie) : Les cabinets d'Henri Petit de Nancy et Kenneth Logan de Versailles. Actes SFHAD [Internet]. 2002 [cité 17 sept 2021]. Disponible sur : https://www.biusante.parisdescartes.fr/sfhad/cabinet-dentaire/les-annees-1910-1e-partie-les-cabinets-dhenri-petit-de-nancy-et-kenneth-logan-de-versailles/
64. Salf E, Augier S. Les chirurgiens-dentistes français aux armées pendant la Grande Guerre. Hist. sci. méd. [Internet]. 1996 [cité 12 octo 2021] : XXX (1) : 53-9. Disponible sur : https://www.biusante.parisdescartes.fr/sfhm/hsm/HSMx1996x030x001/HSMx1996x030x001x0053.pdf
65. Sauvez É. Rapport sur le rôle et l'organisation des cabinets dentaires de garnison [Internet]. Châteauroux : imprimerie Mellotée ; 1919 [cité 04 mai 2022]. Disponible sur : https://gallica.bnf.fr/ark:/12148/bpt6k5819001d
66. Schneider J. Considérations pratiques sur le fonctionnement du service de santé en campagne [Internet]. Nancy : Librairie militaire Berger-Levrault ; 1913 [cité 11 sept 2021]. Disponible sur : https://gallica.bnf.fr/ark:/12148/bpt6k6527430n

67. Semple D, Price-Jones C, Digby L. A report for the pathological committee of the war office of an inquiry into into gingivitis and Vincent's disease occurring in the army. J R Army Med Corps [Internet]. 1919 [cité 24 mai 2022] ; (33) : 225-240. Disponible sur : https://militaryhealth.bmj.com/content/160/Suppl_1/i7.long
68. Service de santé. Nomenclature générale du 13 août 1899 du matériel du service de santé : Mis à jour au 6 novembre 1915 [Internet]. Paris : Henri Charles-Lavauzelle, éditeur militaire ; 1915 [cité 16 octo 2021]. Disponible sur : https://gallica.bnf.fr/ark:/12148/bpt6k62984268
69. Strauss P. Allocution (séance de clôture) [Internet]. Dans : Villain G. Congrès dentaire interalliés, 10-11-12-13 novembre 1916... : Comptes rendus. Paris : Impr. Chaix ; 1917 [cité 27 avril 2022]. p. 1438. Disponible sur : http://archive.org/details/BIUSante_92939
70. Troussaint A. La Direction du service de santé en campagne. Sixième édition [Internet]. Paris : Henri Charles-Lavauzelle ; 1917 [cité 15 mai 2021]. Disponible sur : https://gallica.bnf.fr/ark:/12148/bpt6k5616138c
71. Villain G. Compte rendu du Secrétaire général [Internet]. Dans : Villain G. Congrès dentaire interalliés, 10-11-12-13 novembre 1916... : Comptes rendus. Paris : Impr. Chaix ; 1917 [cité 27 janv 2022]. p. 1431-34. Disponible sur : http://archive.org/details/BIUSante_92939
72. Villain G. Introduction et historique du Congrès [Internet]. Dans : Villain G. Congrès dentaire interalliés, 10-11-12-13 novembre 1916... : Comptes rendus. Paris : Impr. Chaix ; 1917 [cité 27 janv 2022]. p. 1-24. Disponible sur : http://archive.org/details/BIUSante_92939
73. Villain G. La nécessité des soins dentaires dans l'armée, quinze mois d'expérience : communication à la Société d'odontologie, 14 novembre 1915 [Internet]. Châteauroux : imprimerie Mellotée ; 1916 [cité 27 janv 2022]. Disponible sur : https://gallica.bnf.fr/ark:/12148/bpt6k6550795p
74. Villain G. La question des édentés, Rapport [Internet]. Dans : Villain G. Congrès dentaire interalliés, 10-11-12-13 novembre

1916... : Comptes rendus. Paris : Impr. Chaix ; 1917 [cité 27 janv 2022]. p. 1039-62. Disponible sur : http://archive.org/details/BIUSante_92939

75. Westphal A. Les débuts de l'enseignement dentaire public à Nancy après la loi Brouardel de 1892. Actes SFHAD [Internet]. 2008 [cité 07 mai 2021] : (13) : 44-47. Disponible sur : https://www.biusante.parisdescartes.fr/sfhad/wp-content/uploads/ACTES/NANCY_2008/2008_11.pdf
76. Westphal A, Rosenthal-Aberdam É, Weiler M. Armand, René et Armand Rosenthal : une famille au service de l'Institut dentaire de la faculté de médecine de Nancy. Actes SFHAD [Internet]. 2012 [cité 07 mai 2021] : (17) : 36-40. Disponible sur : https://www.biusante.parisdescartes.fr/sfhad/wp-content/uploads/ACTES/RODEZ-2012/2012_08.pdf
77. Wey R. 1914 : de l'offensive à outrance au désastre sanitaire. Méd Armées [Internet]. 2016 [cité 13 mai 2021] : 44(1) : 11-16. Disponible sur : https://www.calameo.com/read/0003547853e3dfe5082d0
78. Wikipédia. Alexandre Millerand [Internet]. 2022 [cité 10 sept 2022]. Disponible sur : https://fr.wikipedia.org/w/index.php?title=Alexandre_Millerand&oldid=196727853
79. Wikipédia. Georges Clemenceau [Internet]. 2022 [cité 10 sept 2022]. Disponible sur : https://fr.wikipedia.org/w/index.php?title=Georges_Clemenceau&oldid=196691188
80. Wikipédia. Joseph Gallieni [Internet]. 2022 [cité 10 sept 2022]. Disponible sur : https://fr.wikipedia.org/w/index.php?title=Joseph_Gallieni&oldid=195562357
81. Wikipédia. Lucien Lacaze [Internet]. 2022 [cité 10 sept 2022]. Disponible sur : https://fr.wikipedia.org/w/index.php?title=Lucien_Lacaze&oldid=195693515
82. Wolff M. Évolution du statut du chirurgien-dentiste dans l'Armée française lors de la Première Guerre mondiale : De la prophylaxie à la prothèse maxillo-faciale [Thèse d'exercice].

[Strasbourg] : Université de Strasbourg. Faculté de chirurgie-dentaire ; 2019 [cité 14 juin 2022]. Disponible sur : https://publication-theses.unistra.fr/public/theses_exercice/ODO/2017/2017_WOLFF_Mickael.pdf

Liste des figures

ANNEXE 1 : QUELQUES GRANDES FIGURES HISTORIQUES CITÉES DANS CET OUVRAGE

Justin Godart

(1871 - 1956)

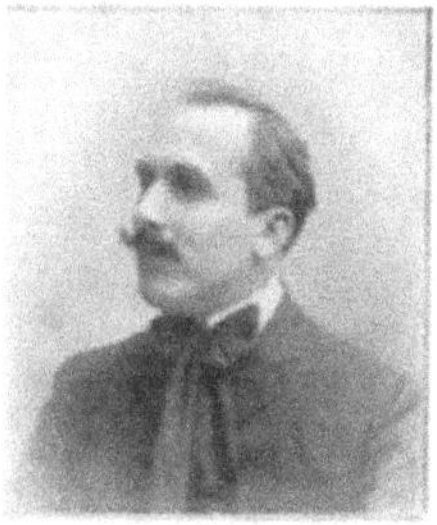

Sous-Secrétaire d'État de la Guerre.

Responsable du Service de Santé des Armées de 1915 à 1918.

Très impliqué dans la Santé Publique, il développe une politique inédite dans ce sens.

Raymond POINCARE

(1860 - 1934)

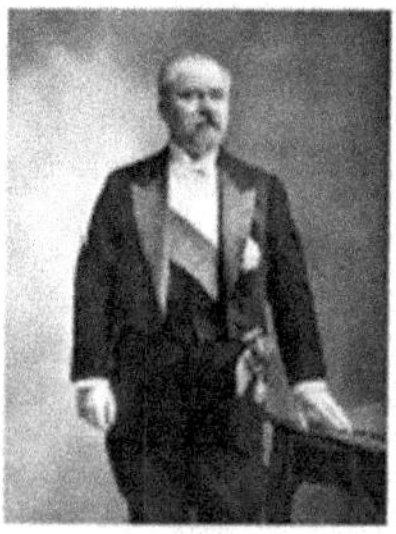

Président de la République de 1913 à 1920.

Après son mandat, retour au Sénat et présidence du Conseil.

Amiral Lucien LACAZE

(1860 - 1955)

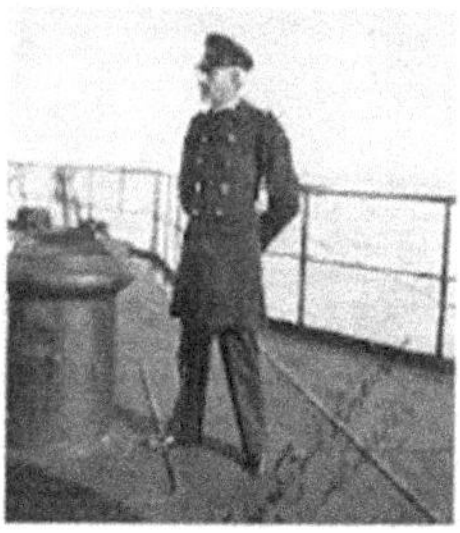

Ministre de la Marine de 1915 à 1917.

Nombreuses distinctions au cours de ses années de service de 1879 à 1922 dont la dignité Grand-croix de la Légion d'honneur en 1921.

Lassé par les multiples contestations et désaccords en interne, il quitte la Marine pour se tourner vers les arts, les sciences et la culture.

Georges VILLAIN

(1881 - 1938)

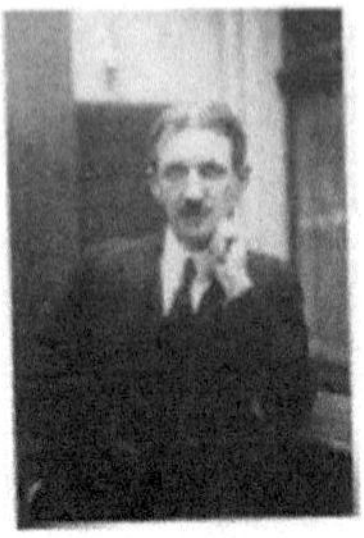

Professeur de prothèse à l'École dentaire de Paris.

Prise en charge des blessés de la face en 1914 dans le centre mis en place au sein de l'École.

Secrétaire à la Fédération dentaire nationale.

Organisateur du Congrès dentaire interalliés de 1916.

Publication du rapport regroupant les actes de ce congrès.

Président de la FDN en 1924.

Directeur de l'École dentaire de Paris en 1926.

Président de la Fédération dentaire internationale en 1931.

Alexandre MILLERAND

(1859 - 1943)

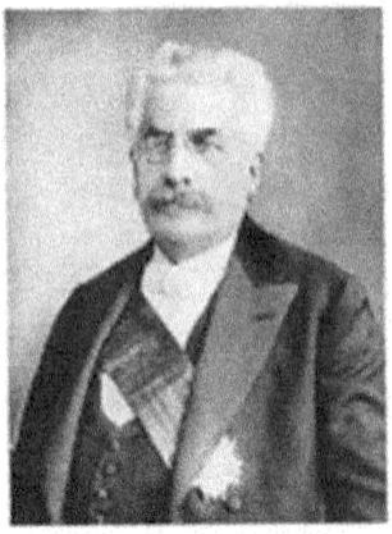

Ministre de la Guerre de 1914 à 1915.

En désaccord avec la FDN pour la reconnaissance du statut de dentiste militaire.

Joseph GALLIENI

(1849 - 1916)

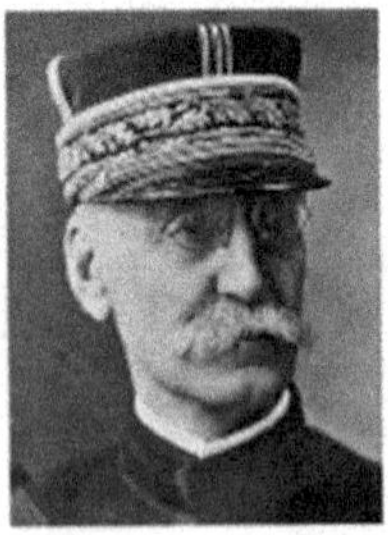

Ministre de la Guerre de 1915 à 1916.

Georges CLEMENCEAU

(1841 - 1929)

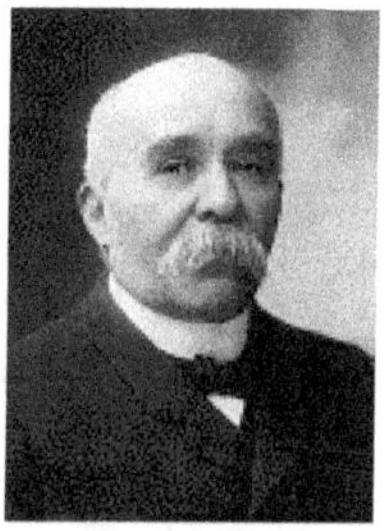

Ministre de la Guerre de 1917 à 1920.

Henri PETIT

(1885 - 1966)

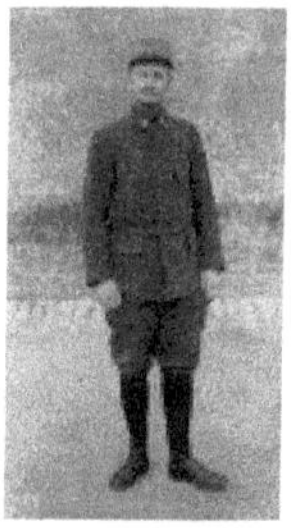

Appartient à la première promotion de chirurgiens-dentistes de la faculté de Nancy.
Passionné de photographie.
Il reçoit la Légion d'honneur à titre militaire en 1930.

Daniel PETIT

(1922 - 2016)

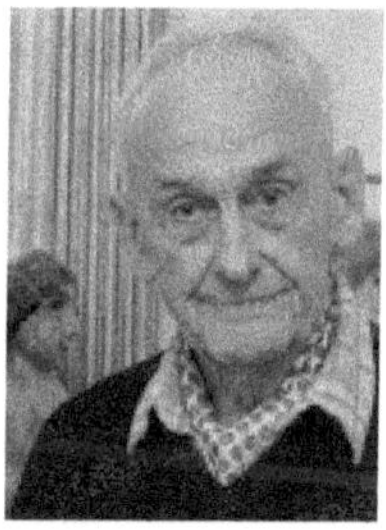

Fils d'Henri Petit auprès duquel nous avons recueilli le témoignage retraçant l'expérience vécue par son père lors de la Grande Guerre.
Également chirurgien-dentiste.
Résistant FFI en 1944 à Nancy avec la Haute Patrouille
Membre d'honneur des Scouts et Guides de France en 2013.

ANNEXE 2 : DATES CLÉS SUR LA RECONNAISSANCE DU STATUT DE DENTISTE MILITAIRE, © MATHILDE HAGELSTEIN

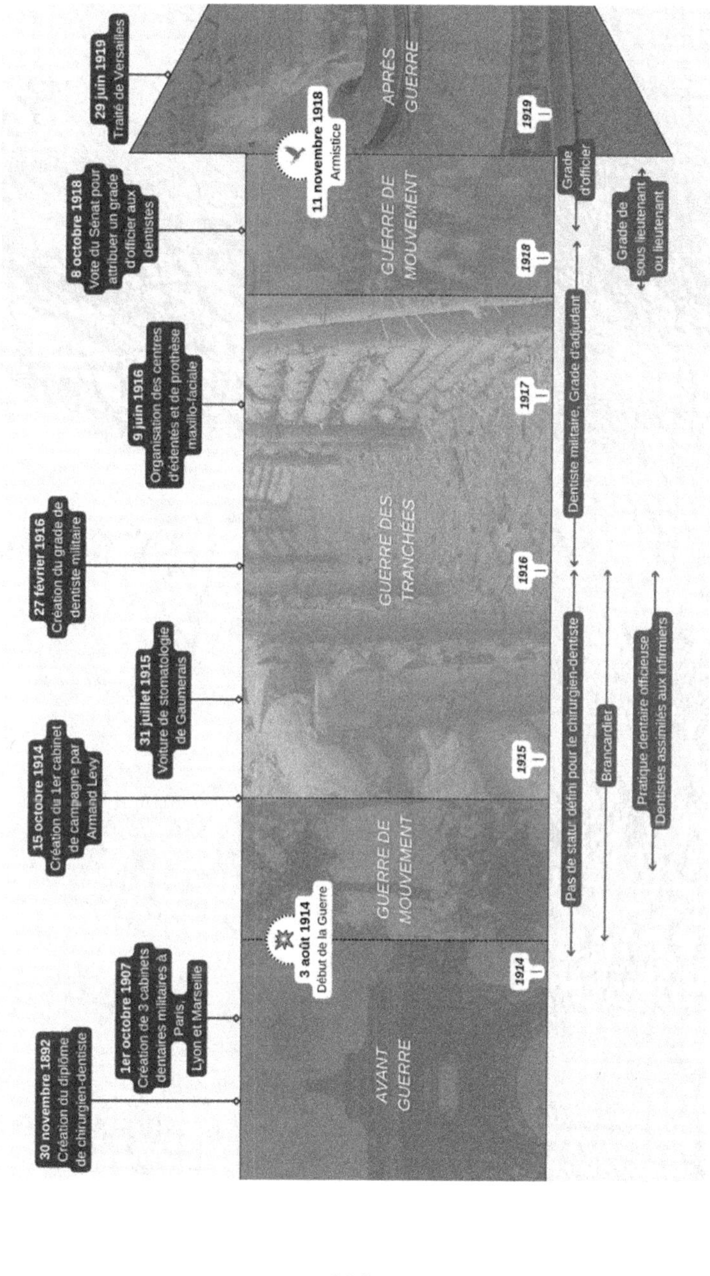

Table des matières

Structures éditoriales du groupe L'Harmattan

L'Harmattan Italie
Via degli Artisti, 15
10124 Torino
harmattan.italia@gmail.com

L'Harmattan Hongrie
Kossuth l. u. 14-16.
1053 Budapest
harmattan@harmattan.hu

L'Harmattan Sénégal
10 VDN en face Mermoz
BP 45034 Dakar-Fann
senharmattan@gmail.com

L'Harmattan Cameroun
TSINGA/FECAFOOT
BP 11486 Yaoundé
inkoukam@gmail.com

L'Harmattan Burkina Faso
Achille Somé – tengnule@hotmail.fr

L'Harmattan Guinée
Almamya, rue KA 028 OKB Agency
BP 3470 Conakry
harmattanguinee@yahoo.fr

L'Harmattan RDC
185, avenue Nyangwe
Commune de Lingwala – Kinshasa
matangilamusadila@yahoo.fr

L'Harmattan Congo
219, avenue Nelson Mandela
BP 2874 Brazzaville
harmattan.congo@yahoo.fr

L'Harmattan Mali
ACI 2000 - Immeuble Mgr Jean Marie Cisse
Bureau 10
BP 145 Bamako-Mali
mali@harmattan.fr

L'Harmattan Togo
Djidjole – Lomé
Maison Amela
face EPP BATOME
ddamela@aol.com

L'Harmattan Côte d'Ivoire
Résidence Karl – Cité des Arts
Abidjan-Cocody
03 BP 1588 Abidjan
espace_harmattan.ci@hotmail.fr

Nos librairies en France

Librairie internationale
16, rue des Écoles
75005 Paris
librairie.internationale@harmattan.fr
01 40 46 79 11
www.librairieharmattan.com

Librairie des savoirs
21, rue des Écoles
75005 Paris
librairie.sh@harmattan.fr
01 46 34 13 71
www.librairieharmattansh.com

Librairie Le Lucernaire
53, rue Notre-Dame-des-Champs
75006 Paris
librairie@lucernaire.fr
01 42 22 67 13

www.ingramcontent.com/pod-product-compliance
Lightning Source LLC
LaVergne TN
LVHW051402061026
849535LV00009B/3313
* 9 7 8 2 3 3 6 4 5 9 9 8 1 *